大腸内視鏡挿入法 第2版
軸保持短縮法のすべて

工藤進英　昭和大学横浜市北部病院消化器センター・教授

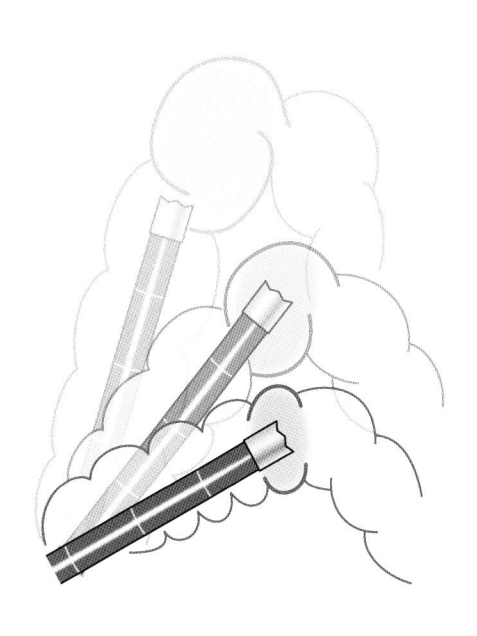

医学書院

大腸内視鏡挿入法──軸保持短縮法のすべて		
発　行	1997年 8 月15日　第 1 版第 1 刷	
	2003年 6 月 1 日　第 1 版第 8 刷	
	2012年 5 月15日　第 2 版第 1 刷Ⓒ	
著　者	工藤進英	
発行者	株式会社　医学書院	
	代表取締役　金原　優	
	〒113-8719　東京都文京区本郷 1-28-23	
	電話　03-3817-5600（社内案内）	
印刷・製本	横山印刷	

本書の複製権・翻訳権・上映権・譲渡権・公衆送信権（送信可能化権を含む）は㈱医学書院が保有します．

ISBN978-4-260-01314-7

本書を無断で複製する行為（複写，スキャン，デジタルデータ化など）は，「私的使用のための複製」など著作権法上の限られた例外を除き禁じられています．大学，病院，診療所，企業などにおいて，業務上使用する目的（診療，研究活動を含む）で上記の行為を行うことは，その使用範囲が内部的であっても，私的使用には該当せず，違法です．また私的使用に該当する場合であっても，代行業者等の第三者に依頼して上記の行為を行うことは違法となります．

JCOPY　〈㈳出版者著作権管理機構　委託出版物〉
本書の無断複写は著作権法上での例外を除き禁じられています．複写される場合は，そのつど事前に，㈳出版者著作権管理機構（電話 03-3513-6969，FAX 03-3513-6979，info@jcopy.or.jp）の許諾を得てください．

編集委員

池原伸直	一政克朗	小川悠史	児玉健太	小林泰俊
武田健一	谷坂優樹	中村大樹	西脇裕高	宮地英行
森　悠一	山村冬彦	若村邦彦	渡邉大輔	

執筆協力（昭和大学横浜市北部病院消化器センター）

五十嵐健太	岡ジェニファー由衣	釋尾有樹子	三澤将史
池田晴夫	小形典之	杉原雄策	森川吉英
石垣智之	垣本哲宏	須藤晃佑	矢川裕介
石黒智也	片岡伸一	豊嶋直也	矢野雅彦
石田文生	加藤織江	林　靖子	山内章裕
岩野博俊	久津川誠	林　武雅	横山顕礼
請川淳一	工藤孝毅	久行友和	吉崎哲也
遠藤俊吾	工藤豊樹	日高英二	良沢昭銘
及川裕将	神山勇太	細谷寿久	和田祥城
大越章吾	小林芳生	前田康晴	
大塚和朗	桜井達也	松平真悟	

大竹由比　工藤胃腸科内科クリニック
塩飽洋生　福岡大学　消化器外科
蓮尾直輝　柏原赤十字病院　内科
畑　英行　杏林大学　第三内科

序

　　複雑な問題は，物事の真髄に近づいたとき単純さに到達できる。
　　内視鏡技術は art である。挿入，診断，治療に驚きを与える芸術に近い。

　私が陥凹型早期大腸癌の存在とその臨床的意義を書籍『早期大腸癌』として世に問うたのが1993年，その構想から書籍出版に至るまで5年を要した。その間私は臨床の傍ら，思索を重ねてきた。この陥凹型早期大腸癌の臨床像を体系として世に提示するには，血の滲む努力を要した。しかし幸いなことに，大腸癌の診断学に新しい地平を切り拓くことに成功した。膨大な内視鏡検査と多くの早期大腸癌症例，それに多くの志をもつ若い内視鏡医の協力もあって，それが可能となった。その後，本書の考えは英文として世界中に広がった。

　秋田赤十字病院に勉強にやってきた若い仲間とともにこの仕事を進めていく中で，私の頭から離れなかったのが，陥凹型早期癌の発見に最も不可欠な大腸内視鏡挿入法を一書にまとめることと，より精度の高い診断学であった。また正確な診断学の確立のためには大腸内視鏡挿入法の体系的な確立も同時に必要だと感じていたのである。診断学の単なる one chapter としてではなく，奥行きを持って別個に独立した領域としてこの挿入法の問題があった。どうすれば患者に苦痛なく内視鏡挿入を行い，正確でスムーズな検査が可能か，その方法論を提示することであった。より正確な診断に不可欠な pit pattern 診断を行うために行き着いたのが，太くて先端硬性部の長い拡大内視鏡，それに工夫に次ぐ工夫の末編み出したのが内視鏡挿入法─軸保持短縮法─である。これにより飛躍的にスピーディな挿入が可能となり，軸保持短縮法の手技を一層洗練させることができた。単なる"手先が器用"を超えて，定式化された1つの方法論・技術論をここに確立したのかもしれない。1990年初頭，one-man method が急速に主流になりつつある時代であった。

　あれから15年が経過し，挿入経験も20万例に達した。軸保持短縮法も少しずつ改善し，より成熟した理論の解説ができるようになった。およそ100回を超える挿入法のイノベーションのプロセスの中から生み出されたものである。大腸内視鏡挿入技術は多くのスポーツ同様，眼器を中心とした感覚器官，手（指）・足などの運動器官，そして大脳との連携・協調作業である。また反復し体で覚えこむところもアートやスポーツと共通する点が多い。もう1つ共通するのは，挿入時の様々な動きを同時に言葉にするのが難しいことだ。この点において苦心の末文章として体現化したのが本書の初版『大腸内視鏡挿入法─ビギナーからベテランまで』(1996年)であった。正面から"挿入法"を冠した類書がなかった時代にあって，医学書の販売常識を超えたと言われるほどの数多くの読者を得た。本書にも述べるように，この新しい挿入法が診断学の発展を促した。拡大内視鏡による pit pattern 診断学が確立し，陥凹型腫瘍は世界中で認知され注目されつつある。発育進展を加味した発育形態の理解と pit pattern 診断により，正しい深達度診断に基づいた治療方針が決定できるようになった。診断学は NBI，Endocytoscopy（超拡大内視鏡）でなお発展中である。一方，モダリティの面でも硬度可変機能・細径内視鏡，挿入補助機能の開発─

受動彎曲・高伝達挿入部の導入，先端フードの改良，UPDシステムの導入，ハイビジョンシステム，など枚挙にいとまがない．治療面でもEMRスネアの進歩やESDという新しい治療技術が登場した．初版が出た時代背景とは大いに異なる内視鏡の世界が到来している．このように診断・治療面でのドラスティックな変化の中で，大腸内視鏡挿入法に関わることだけが万古不易ではありえない．新しい大腸診断学の進歩に相応しい新しい大腸内視鏡挿入法が求められる時代である．その点，本書はより物事の本質に近いと考えている．

挿入法に関わる新しい概念と実際手技を盛り込んだ本書は，以上のことから，世間でありがちな初版の部分的な手直しという構成を避けた．何より，軸保持短縮法の新たなコンセプトである3S Insertion Techniqueには特別の項目を設けて解説した．これは管腔を追いかけてひたすら押す挿入法とは正反対の概念である．straight, sliding, shorteningの3つのSを基本にスコープの軸を保持しつつS状結腸は右へ右へ，横行結腸は左へ左へ最短距離でヒダを畳んでいく軸保持短縮法の理論的な根幹であり，シンプルに具体的に解説したものである．複雑な問題をより理解することによって，物事の本質に近づき，よりシンプルになる．この3S Insertion Techniqueは様々な技術の改善があって成立したものであり，多くのイノベーションの中から生まれたものである．読者はそれぞれの技量に応じて参考にしてもらいたい．その他PQに代表される細径内視鏡，PCF，硬度可変機能など，多くのラインナップの中で症例に応じてスコープを使い分ける時代を反映させた事項をすべて盛り込んだ．science-art感に基づく私自身の技術研鑽と今までの多くの仲間の臨床経験の総和が本書で表現できたと確信する．繰り返すが，20万例の挿入経験，机上の学問では得られない"現場のみが教える珠宝の言葉・真実"を本書に集約したつもりである．

大腸内視鏡挿入は，scienceではなく，artの領域にあるものである．挿入に際しての感性，加えて診断・治療のセンス，その両者が求められるartの世界である．失敗の中から技を磨き，感性・感覚を研ぎ澄まし，勘（第六感）をも養う．技術の修練の中で絶えず向上を図る．そうしてこそ，"技術水準が高い"にとどまらず人々に驚きと感動を与えるartが誕生する．究極は，生死を分かつ状態にある患者に悲劇ではなく福音をもたらす．私のこの内視鏡哲学と35年にわたる日々の実践の体系を本書に表現したつもりである．現在，挿入法，診断学，治療学の内視鏡技術は日本が世界を圧倒的にリードしている．私自身も国内約1,000人のみならず，海外では，およそ300人の内視鏡医を指導してきた．これからはX線や3DCTよりも内視鏡時代がさらなる発展を遂げていくことは確実である．artの世界はこれからも変化していくであろう．さらなる医学の進歩とともに日本の医療が世界へ圧倒的に進出することを願って本書を完成させたつもりである．読者諸氏に次々と続いてもらい，さらなる驚きを世の中に生じることを強く願っている．

最後に，本書企画は，医学書院医学書籍編集部の阿野慎吾氏と相談し，以来進めてきたものである．また，執筆協力者一覧にみるように執筆にあたっては宮地英行君をはじめとする多くの教室員の協力を得た．ここに記し，謝意を表したい．

2012年4月

工藤進英

初版 序

　大腸疾患の診断，とくに大腸癌の早期診断の必要性が今日，非常に高まっている。本邦において大腸癌が急激に増加し発見されてきた中で，多くの新しい知見が積み重なり，大腸癌の本質に迫るものと思われる学問的事実が提起されてきた。

　大腸内視鏡学がscienceたり得るか否かは別として，大腸内視鏡を自由に使いこなせなければ，早期大腸癌の診断と治療のみならず，炎症性腸疾患を含む大腸疾患のすべてを正しく理解することはできない。大腸癌を早期に小さい段階で発見診断し，適切な治療を行うことは，大変重要なことである。いうまでもなく胃や食道の領域では多くの知識が蓄えられ，それらの知識は実際の臨床で病変の発見に役立っており，良い意味での循環が現在も進行しているのが実態である。

　大腸においてもその事情はある程度同様であるが，長く細いfreeな管腔臓器であるという大腸の特殊性についての理解が求められる点が，他の消化管と異なるところである。また，大腸の診断学は内視鏡を抜きにしては存在しないが，一方大腸内視鏡検査を習得することが困難な現状にある。

　多くの医師たち，とくに若い医師たちは今日，大腸の診断学，なかでも大腸内視鏡検査についてその意義を理解し，かつ情熱的に道を求めようとしている。内視鏡学会ではこの期待に応えようと大きな努力がはらわれてはいる。しかし，現在の医学教育のレベルにおいて，十分な研修・指導体制が確立されておらず，増加の傾向をたどる大腸疾患と大腸内視鏡検査医の潮のような流れを充分なかたちで交通整理することができない状態であることも事実である。筆者の見解であるが，今日でもなお大腸内視鏡検査をtwo men methodとして理解し，X線透視下で確認しながら内視鏡を挿入する手法にこだわり続ける学派が存在すること自体，その学派の下の若い人たちがone man methodを習得するチャンスを与えられない。このため，全体として大腸内視鏡診断学が大きく遅れる要因となっている。また，one man methodについても独学で勉強し実践している人が往々にして基本的な事項を取り違えているという事実も否めない。

　近年，学会においては，表面型大腸癌，とくに表面陥凹型（Ⅱc）が注目され，重要であるとみなされるようになった。日常臨床の場での内視鏡検査のターゲットにこれらの表面型腫瘍が浮上してきたことは喜ばしいことである。しかし，筆者の経験では，純粋なⅡc病変はどんなに探しても約500件のtotal colonoscopyを行って1病変程度の割合で発見されるにすぎない。内視鏡検査を数多くこなすことが出来ない限り，真のⅡc病変に出会うことはほとんどないのである。この点からみても内視鏡検査の質量両面からの飛躍的パワーアップが求められているのである。さらに言えば今日では拡大電子スコープのpit pattern診断が盛んに行われるようになってきた。pit pattern診断をルーチンに行うことで，腫瘍と非腫瘍の鑑別が可能になってきたことはもとより，amorphismやV型無構造pit所見によって癌のsm浸潤度をかなりの確率で推測できるよ

うにもなってきた。超音波内視鏡をも含めて大腸内視鏡の能力を充分に活用するためにも内視鏡挿入法がますます大切なものになってきたのである。

一方，内視鏡検査の母数が数少ない施設から"Ⅱc症例"を学会などで発表しているケースをみかける。われわれがみるところ，これらの中には多分に，隆起性病変・ポリープの芽と考えられる偽りのdepression，すなわちⅡa＋depが多く含まれている傾向がある。Ⅱa＋depにはsm癌が存在せず，LSTあるいはポリープの前段階的な病変である。一見同じような形態を呈し，実は大腸癌の発育進展から大きくかけ離れた病変が分類学的には陥凹型早期大腸癌（Ⅱc）と混同されている。このような診断学的な誤りを防ぐためには，上述したように，拡大電子スコープによる正確なpit pattern診断が必要である。そのことによりはじめて質的診断をより正確にし，内視鏡治療の適応をより正しいものとすることができるのである。

さて，大腸において，早期癌を診断し治療するためには，まず何よりも内視鏡技術のマスターが大前提である。例えば，軸保持短縮をキープした内視鏡の操作に習熟していなければ，確実で安全な内視鏡治療はもとより，複雑で長い管腔である大腸内の観察・診断は難しい。上に述べた事情から，早期大腸癌の分類，発生・発育進展，自然史の検討や研究などは大腸内視鏡の挿入技術という土台なしには語れないのである。何よりも，日常の臨床の中で多くの患者さんや被検者に対して，無理なくしかも正確な検査を行うためには，この大腸内視鏡挿入技術を習得することは臨床家の当然の義務であるとさえいえる。この点に本書を世に問うてみたい背景がある。問題は，限られた時間内でその技術をいかにマスターするかである。その点を念頭におき，本書においては，大腸内視鏡挿入にかかわる重要な事項をコンパクトに記載し，そのうえで，挿入法の基本と実際的応用について紙数を多くとった。またなるべくシェーマや写真を多く用いるようにした。内視鏡挿入法の基本に基づいた軸保持短縮法の技術の習得に主眼を置いて構成した。

私自身，この20年間常に内視鏡挿入の工夫を重ねて大腸内視鏡検査を行ってきたつもりである。この間当センターに研修に来た内外の医師は優に約500名を超える。このこと自体が大腸内視鏡に寄せる熱い期待を物語るものである。私はこれらの多くの若い医師達と日夜ディスカッションし，彼らが大腸内視鏡挿入時に最も困っていること，問題点，それに必要な基本的事項などを初心者から上級者まで各レベルに合わせて本書で述べたつもりである。読者は本文で述べたように，レベル1からレベル4までの軸保持短縮法挿入レベルを，それぞれの段階に応じて参考にしてもらいたい。そして1例でも多くの大腸内視鏡を行い，真の早期大腸癌の内視鏡診断と治療を日常的に展開してもらいたい。本書がそのための指針になれば幸いである。本書はタイトルが示すように，診断や治療についてはその基本的事項以外については記載していない。したがって，早期大腸癌の診断学については筆者の前著『早期大腸癌――平坦・陥凹型へのアプローチ』（医学書院刊，1993）を，治療については他書を参考にしていただければ幸いである。

1997年7月

工藤進英

目次

I. 大腸内視鏡検査の心構え ─── 1
1. 適応と禁忌 ─── 2
2. 大腸内視鏡検査のインフォームド・コンセント ─── 3

II. 大腸内視鏡検査における前処置と前投薬 ─── 7
1. 前処置 ─── 7
   - A. ニフレック®(ポリエチレングリコール)による前処置 ─── 7
   - B. ビジクリア®による前処置 ─── 8
   - C. マグコロール P®(クエン酸マグネシウム)による前処置 ─── 9
   - D. その他の方法 ─── 10
2. 前投薬 ─── 10
   - A. 鎮痙剤 ─── 10
   - B. 鎮静剤・鎮痛剤 ─── 11

III. 感染症対策 ─── 15
1. 内視鏡の洗浄・消毒 ─── 15
   - A. 内視鏡消毒液 ─── 15
   - B. 内視鏡洗浄・消毒の実際 ─── 16
2. 内視鏡処置具の洗浄・消毒 ─── 16

IV. 大腸内視鏡挿入の基本的事項 ─── 19
1. 大腸の解剖 ─── 19
   - A. 大腸の走行 ─── 19
   - B. 挿入部位に関する指標 ─── 24
2. 大腸内視鏡機種別の特徴 ─── 28
   - A. 高伝達挿入部と受動彎曲機能について ─── 28
3. 軸保持短縮法の基本姿勢と概要 ─── 32
   - A. 基本姿勢 ─── 32
   - B. 軸保持短縮法の概要 ─── 33
   - C. 3S Insertion Technique の概要 ─── 36
4. 3S Insertion Technique の実際 ─── 38
   - A. Straight Insertion ─── 38

B．Laterally slide ………………………………………………………… 40
　　　C．Shortening …………………………………………………………… 40
　5．場をつくる ──────────────────────── 42
　　　A．至適距離 ……………………………………………………………… 42
　　　B．Air control …………………………………………………………… 42
　　　C．相対的挿入と吸引 …………………………………………………… 44
　　　D．フリー感 ……………………………………………………………… 45
　　　E．管腔方向 ……………………………………………………………… 46
　　　F．Jiggling ……………………………………………………………… 46
　6．軸保持短縮法の補助手段 ─────────────────── 48
　　　A．先端フード …………………………………………………………… 48
　　　B．用手圧迫 ……………………………………………………………… 49
　　　C．体位変換 ……………………………………………………………… 51
　　　D．硬度可変 ……………………………………………………………… 51
　　　E．UPDシステム ………………………………………………………… 53

V．大腸内視鏡挿入の実際 ───────────────── 57

　1．RSの越え方 ──────────────────────── 57
　2．S状結腸，SD屈曲部の越え方 ───────────────── 59
　　　A．S状結腸の越え方の基本 ……………………………………………… 59
　　　B．S状結腸の通過の3パターン ………………………………………… 62
　3．下行結腸から脾彎曲の越え方 ──────────────── 67
　4．横行結腸の越え方 ───────────────────── 69
　5．肝彎曲の越え方 ────────────────────── 71
　6．上行結腸から盲腸 ───────────────────── 73
　7．Bauhin弁の越え方 ───────────────────── 74
　8．人工肛門からの挿入，観察 ───────────────── 74
　9．レベル別注意点 ────────────────────── 76
　　　A．初級者のための大腸内視鏡検査─初級者が気をつけること ……… 76
　　　B．中級者のための大腸内視鏡検査─中級者の陥りやすい罠 ………… 80
　10．極細径内視鏡による挿入法 ───────────────── 83
　　　A．特徴 …………………………………………………………………… 83
　　　B．挿入 …………………………………………………………………… 83
　11．偶発症を避ける大腸内視鏡検査 ─────────────── 87
　　　A．検査前偶発症 ………………………………………………………… 87
　　　B．挿入時偶発症 ………………………………………………………… 88
　　　C．内視鏡的治療処置に伴う偶発症 …………………………………… 89
　12．その他の大腸検査法 ──────────────────── 91
　　　A．バルーン内視鏡 ……………………………………………………… 91
　　　B．CT colonography …………………………………………………… 94
　　　C．大腸カプセル内視鏡 ………………………………………………… 96

VI. 大腸内視鏡による観察 ——————————————— 99

1. 病変の発見 ——————————————— 99
   A．病変に対する認識………………………………99
   B．死角となりやすい部位…………………………99
   C．軸保持短縮法の維持……………………………101
   D．Air Control……………………………………101
   E．病変が多い症例の注意点………………………101
   F．治療目的の場合の注意点………………………101
   G．フォローアップの重要性………………………102

2. 病変の観察 ——————————————— 102
   A．内視鏡像の歪み―樽型歪曲収差………………102
   B．通常内視鏡観察…………………………………104
   C．色素内視鏡観察…………………………………104
   D．肉眼形態の観察―発育形態分類………………105
   E．色素拡大観察―pit pattern 診断………………106
   F．NBI 拡大観察―vascular pattern 診断…………111
   G．拡大内視鏡観察の実際…………………………115
   H．超拡大内視鏡観察―endocytoscopy……………116

VII. 大腸腫瘍性病変の内視鏡治療 ——————————————— 123

1. 大腸腫瘍における内視鏡治療の適応 ——————————————— 123
2. EMR・ESD の適応 ——————————————— 125
3. EMR・ESD の手技の流れ ——————————————— 128
   A．内視鏡治療を始める前に………………………128
   B．前処置……………………………………………128
   C．処置具について…………………………………128

4. SM 癌における内視鏡的切除後の追加腸切除の適応 ——————————————— 132
   A．SM 浸潤距離の計測の問題点…………………132
   B．粘膜筋板の状態の評価…………………………135

VIII. 大腸内視鏡治療後のサーベイランス ——————————————— 137

1. National Polyp Study（NPS） ——————————————— 138
2. Japan Polyp Study（JPS） ——————————————— 139
3. 角館 study ——————————————— 140

文献 ——————————————— 143

索引 ——————————————— 147

◆ COLUMN ◆

パルメニデスの誤謬	3
ナラティブと内視鏡挿入	14
日本の大腸内視鏡検査の値段は高いか？	17
Inspection	22
Houston弁	24
急がば回れ	27
内視鏡の選択	30
車の車庫入れと大腸内視鏡の挿入	31
軸保持短縮法の起源	36
「心は熱く，頭は冷静に！」―内視鏡医のプロフェッショナリズム―	37
pre-shot routine	38
空気を制するものは……	43
医学のartは観察にある	44
心気力の一致	46
大腸内視鏡の神様はいじわるか!?	51
止心―初級者の壁	54
内視鏡ライブデモンストレーション	55
ループ解除とは？	58
こんなときどうする？　part 1：RSを越えたところからpull backとスコープの回転により短縮を試みるが，なかなか短縮できないとき	58
トルクとアングルの関係	59
こんなときどうする？　part 2：S状結腸に憩室が多発しているときは？	61
不可能の反対語は可能ではない	67
こんなときどうする？　part 3：横行結腸の管腔が見えているのに，スコープを進めても近づかない．または遠ざかるときには？	69
過送気は術者の首を絞める	79
リリーフの心構え	80
大腸内視鏡挿入法の王道は？	81
コロンモデルについて―北部病院の風物詩	82
こんなときどうする？　part 4：癒着が強くて，患者が痛がるときは？	84
Pushの入れ方とは？	86
こんなときどうする？　part 5：下血の際の緊急内視鏡の挿入法はどうするか？	90
視・観・察	106
こんなときどうする？　part 6：術後の患者に対する挿入法・観察法の注意点について	113
人種別の腸の長さ	114
ゲーテの言葉から	118
「CFが上達すれば，ESDなど内視鏡治療・処置が飛躍的にうまくなる（左手の微妙な使い方，微妙なスコープコントロール）」	129
「1 mmの操作」を大切に―ある研修生の回想から―	132
ゴルフと大腸内視鏡挿入の共通点	138

Ⅰ 大腸内視鏡検査の心構え

　内視鏡の歴史は硬性鏡やガストロカメラから始まり，その後，覗きのファイバースコープからビデオスコープに変わり，モニターを見ながらの検査となった．初期の画質は不十分であったが，画質の進歩は目覚ましく，高画素・高解像度となり，いまやハイビジョン対応の機種も増加している．また，カプセル内視鏡の開発，鼻から挿入可能な細径スコープの出現など，患者にとって楽な検査を可能にする機器も多数出現している[1]．

　内視鏡検査にとって必要なこととしては①スピード，②安全性，③正確さ・緻密さ，④苦痛がないこと，⑤美しさが挙げられる．

　第1に重要なことはスピードである．丁寧に検査を行うことは言うまでもないが，時間がかかると腸管内に空気が貯留してきたり，蠕動が出現したりするため観察・治療が困難になるだけでなく患者に苦痛を与えてしまう．挿入・観察・治療をスピーディーに行うことはなにより重要である．しかしスピードのみ重視し操作が煩雑になってしまうことは慎まなければならない．第2に事故を起こさないことである．施行医のみならず介助のスタッフを含め，事故を起こさないように細心の注意を払うべきである．そのために，まだ経験の少ない医師が検査を行うときは，必ず上級医の指導・監視のもとに行い，撤退すべきときは速やかに検査を中止する．安全を重視し撤退することは恥ではなく，とても大事なことである．第3に正確に検査を行うことである．画質がきれいになったとしても漫然と観察していると病変を見逃してしまう．日々技量を磨くとともに病変に対するパターン認識を蓄積して，的確な診断を下せるようにしなくてはならない．第4に患者に苦痛を与えないように検査を施行することである．もう二度と内視鏡検査を受けたくないと思われたのでは反省の余地もない．初心者より少し慣れてきた頃のほうが慢心して雑な検査になりがちであり，絶えず初心に戻りより良い検査を心掛けるべきである．また，鎮痛剤の使用の有無にかかわらず痛みのない検査を心掛けなければならない．そのためには腸を伸ばさない軸保持短縮法の基本的な挿入手技に習熟しておく必要がある．

　最後に画像の美しさである．施行医だけが診断できる画像では意味がない．

常に病変を見つけた際は構図とともに美しい写真を撮ろうとする意気込みが必要である。真に優れたものは，すっきりとして美しく感じるものである。内視鏡医はあらゆる機会を捉えて自分の技量を向上させ続けなければならない。

内視鏡が世に出現してから，内視鏡の進化の方向としては"より楽に"と"よりキレイに"という2つの流れがある。これらは，時に相反する事柄になることがある。例えば拡大内視鏡の出現はより詳細な観察・診断を可能としたが，当初は内視鏡の径が太く，楽な検査とは言い難かった。しかし，その後は挿入手技や機器の進歩により，楽に検査が行えるようになってきた。それでも内視鏡検査は生体内に器械を挿入する検査法であり，患者にかなりの忍耐を強いる検査である。したがって医師・看護師に対する患者の信頼と協力なくしてはよい検査を行うことは決してできない。患者の心理状態をいたわりの気持ちをもってよく理解し，積極的で十分なコミュニケーションを保ちながら，安心して検査を受けられるように努力することが大事になってくる。

具体的には，まず医学知識のない一般の患者がなぜ内視鏡検査を行わなければいけないのか，その必要性について十分に理解してもらってから，検査を進めることが重要である。患者が検査の必要性を理解・納得していれば少々の辛さでも耐えられるからである。また内視鏡検査の施行医も日々勉強を行い，研鑽を積むことが大切であるが，それには最初は上級者の理にかなった挿入法をできるだけ真似て，自分のものにしていくという作業が不可欠である。この作業はスポーツなどの習得方法と類似している。よく見て，真似て，実践して，指導を受けての繰り返しで上達していく。ただし，スポーツと違うところは，大腸内視鏡が人間の生命に関わる技術であり，確実でない無理な行為は行うべきではない。

本書では，この心構えを実践するための具体的な「方法論」を述べている。これは，日常の内視鏡の臨床を実践する中で，必要とするartの神髄である。この点を踏まえて，ぜひ読者の方々に参考にしてもらいたい。

1 適応と禁忌

大腸内視鏡の適応は腹痛や便通異常，血便などの腹部症状を認める場合であるが，健診で便潜血陽性であった患者に対しても行われている[2]。特に血便の場合は，大腸癌や炎症性腸疾患の可能性を疑って積極的に行うべきである。

一方，腸管穿孔，腸管壊死，腸管狭窄が疑われる場合は原則的に禁忌である。まずはX線検査やCT検査などの非侵襲的な検査を行う。また，前処置

の腸管洗浄液の服用も同様に避けるべきである．なお，狭窄病変の場合は浣腸のみで内視鏡検査を行うなど前処置を工夫する必要がある．

　基礎疾患としては，重度の呼吸器疾患や循環器疾患を合併した患者に対しては，担当科の医師とよく相談してから行うべきである．施行中，心電図，血中酸素濃度のモニタリングもより慎重に行う必要がある．

2 大腸内視鏡検査のインフォームド・コンセント

　外来で大腸内視鏡検査の必要性，検査方法，危険性などについて十分説明する．偶発症の頻度も具体的に説明したほうがより確かである．同時に治療を行う場合はあらかじめ治療に伴う偶発症も説明しておく必要がある[3,4]．

　当院では大腸内視鏡検査のときに，説明用紙を渡してインフォームド・コンセントを得ている．内容としては偶発症（主に，穿孔や出血）と前投薬について説明している．また，治療に関しても説明を併記している．帰宅後に偶発症が発症した場合の連絡先も併記し，院内には消化器医が24時間待機している．偶発症の詳細については，p.87以下に記載する．

　当院で使用している同意書を図1に示す．

◆ COLUMN ◆

パルメニデスの誤謬

　経営理論や戦略フレームワークは決して不変ではなく，また万能でもない．それらを金科玉条のごとく信じ込み失敗してしまうことを，「万物は不変である」と述べた古代ギリシアの哲学者パルメニデスにちなんで，『パルメニデスの誤謬』という．

　これは，大腸内視鏡検査においても同様である．人によって腸の走行は様々であり，検査中にもその状態は刻々と変化する．その状況に柔軟に対応して検査することを心がけるべきであり，固定的な方法論を不変・万能であると固執し続けることは失敗につながる．

　軸保持短縮法を実践するためには，その原則を理解し，精通していることが大事であるが，その時々の場面に応じて臨機応変に挿入を行うことを忘れてはならない．

4　Ⅰ　大腸内視鏡検査の心構え

患者ＩＤ：
平成　23　年　1　月　27　日
説明医師：消化器センター

大腸内視鏡検査の説明と同意書

1. 検　査　目　的：大腸疾患の診断、ならびに治療を目的とした検査です。
2. 検　査　方　法：

　　内視鏡検査の前に、腸の動きを抑える注射をします。緑内障、前立腺肥大、重度の心臓疾患のある方は注射の前にその旨をお伝え下さい。その後、検査が始まります。大腸粘膜をよく観察するために、内視鏡機器より空気が入ります。おならが出そうな感じになりますが、我慢する必要はありません。また、痛みが強い場合は介助についている看護師、または医師に伝えて下さい。検査の時間は人によって異なります。（腸の長さ、走行は人によって異なるからです。）

　　また、検査前処置として胃内視鏡検査時における胃内有泡性粘液の除去に用いられるジメチコン（ガスコン）を使用しております。これは腸管内の有泡性粘液を除去することにより、内視鏡挿入と　腸管粘膜の観察を容易にするためのものです。

3. 注　意　点：

　　止血しにくい薬（ワーファリン、パナルジン、小児用バファリン等）を内服中の方は、これらの薬を処方している担当医師にその旨を伝え、検査の数日前より止めてもらうよう話して下さい。（腫瘍の切除、生検の際に血が止まらないことがあります。）担当医師の判断で薬が止められない場合は、薬を止めていないことを大腸内視鏡施行医師にお伝え下さい。

   1) 当日、腫瘍（ポリープ）を認めた場合：大腸腫瘍の診断と治療を目的として内視鏡的大腸腫瘍摘除術（ポリペクトミー）、および大腸粘膜切除術などを施行する可能性があります。摘除後の 1 週間前後は出血の可能性があるため、①重い荷物を持つこと、②過度の仕事、スポーツ、運動、③アルコール、④遠方への旅行等は控えて下さい。用事等があって前述の事項が不可能な場合は、日を改めて内視鏡治療を行いますのでご了承下さい。大腸粘膜切除際には、人工的にポリープ状隆起をつくる必要があり、このとき、生理食塩水の他、粘稠な体液液体としてヒアルロン酸ナトリウムや、グリセオールという薬剤を使用することがあります。
   2) 大腸内視鏡検査や治療に伴って 0.1～0.2％の方に出血や大腸穿孔がみられたとの報告があります。したがいまして、治療当日に安全性を考慮して入院（原則として 1 日入院）していただく可能性がありますのでご了承下さい。
   3) 万一偶発症が生じましたら外科手術を含めて最善の処置を行います。また、帰宅時に腹痛や血便などが認められた場合は、昭和大学横浜市北部病院・消化器センター（代表：045－949－7000）までご連絡下さい。

図1　同意書

4) 当院は教育病院のため、教育・学術目的に検査の際に得られる画像や病理標本などの資料を使用することがあります。これを用いた教育や研究は、医療や医学を進歩させるために、また医師や看護師などの医療従事者を育てるうえでかけがえのない貴重なものです。使用する際には個人を特定できる情報が一切明らかにならない方法で行うことをお約束いたします。これにより、教育や研究は、倫理面で十分な配慮をもってこれをおこなうことをお約束いたします。ここでいう配慮の中には、個人のプライバシーを完全に保護すること、個人の尊厳、人権、利益を完全な形で尊重すること、教育や研究の目的と手段が科学的に理にかなったものであることを病院として確認すること、などが含まれます。
5) 検査内容によって順番が前後することや、緊急検査のため予約時間どおりに検査がすすまない場合があり、5時間以上の待ち時間が発生することもございますが、ご了承下さい。

4. 鎮静剤（ねむり薬）および点滴の使用について
    1) 当院では、内視鏡検査を行う際、通常、鎮静剤（ねむり薬）を使用しております。鎮静剤を使用する目的は、検査時の緊張を和らげ、検査を楽に受けられるようにするためです。しかし、鎮静剤の使用により、検査後に眠気が残ったり、判断力が低下することがあります。鎮静剤の効果は人によって違いますが、半日ぐらい眠気が続くこともあります。
    2) 静脈炎（腕の血管の周囲が赤く腫れたり痛みが生じたりすること）となる場合もあります。鎮静剤を使用した場合には、十分に休んでからご帰宅していただきます。
    3) 鎮静剤を使用した場合には、当日は車の運転はできません。車で来院された方は、鎮静剤の使用をご希望されても、使用できませんのでご了承下さい。
    4) 検査時には検査担当医師が不適切と判断した場合（血圧が低すぎたり、呼吸状態が低下したり）も、鎮静剤は使用できません。

私は、上記の内容について十分な説明を受け、了解しましたので実施に同意致します。

平成　　　年　　　月　　　日

昭和大学横浜市北部病院　殿

患者氏名　　　　　　　　　　　印
保護者又は
代理人氏名　　　　　　　　　　印
（患者との続柄；　　　　　　　）

（患者控）

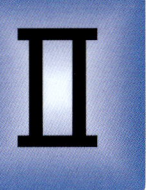

II 大腸内視鏡検査における前処置と前投薬

1 前処置

　大腸内視鏡検査を適切に行うには良い前処置を行わなくてはならない。良い前処置は観察条件を良くし，観察時間の短縮・患者の苦痛の緩和，安全な手技にも通ずる[1]。

　軸保持短縮法においては，接近するヒダをスラロームテクニックで1つひとつ越えていくことが基本となる挿入技術である。ヒダを越える際の至適距離は近く，前処置が不良であると次の管腔へのアプローチが困難となり，挿入時間が長くなる。また前処置が悪ければ必要以上に腸管を伸展してしまい，患者の苦痛の原因となる。

　不十分な前処置で内腔に便汁や便塊が残っていては，大きな隆起性病変はともかく，淡い発赤などで発見される陥凹型病変やLSTは，まず発見不可能と言ってよい。

　ESDなどの高度な内視鏡治療においては，穿孔のリスクもあり前処置の悪い状態では危険を伴う。

　大腸内視鏡検査の前処置には，現在主に3つの方法があるが，それぞれ特徴がある。検査の目的によって，前処置法が多少違ってくる。したがって，それぞれの方法を熟知し，患者の状態および検査の目的に合わせて前処置法を選択する必要がある。われわれは，原則としてニフレック®を用い，症例によっては栄養流動食を用いた前処置法を用いたり，下剤や浣腸などを組み合わせている。ここでは，各方法について説明する。

A. ニフレック®（ポリエチレングリコール）による前処置

　ニフレック®液は，腸管から吸収されず体液への影響がほとんどないため，

心機能・腎機能への影響がなく，高齢者にも安全に用いることができる。優れた腸管の洗浄力を有するため，近年では最も多く用いられている方法である。

前日まで普通の食事を摂取させる。ただし，前日の夕食はなるべく21時までに済ませ，海藻類と種子のある果物は摂らないように指導する。

院内でニフレック®を内服させる場合は検査当日の検査開始3時間前に内服を開始する。在宅にて行う場合は通院時間を考慮し内服を開始してもらい，検査開始の30分前に来院してもらう。一般的な日本人の体格の場合2Lで十分であり，2Lのうち初めの1Lをなるべく早く飲ませることが望ましい(体格の大きな人や排便習慣の悪い人では，適宜量を増加させる必要がある)。通常飲み始めてから15分後から1時間後には排便が始まり，5〜8回の排便がある。便の性状を聞き，淡黄色の澄んだ色になっていれば検査可能と判断する。2L飲用した後1時間経っても排便がみられない場合は，グリセリン120 mL浣腸を行い，排便を促す。固形便が混じっていたり，混濁している場合は，微温湯500 mLの高圧浣腸やニフレック®の飲用(1L)を追加する。便の性状をチェックし，適時に追加の浣腸を行うことがスムーズな検査を行うために必要である。

ニフレック®は，飲用しやすいように夏は冷蔵庫で冷やし，冬は室温で保管するなど工夫するとよい。院内前処置ではニフレック®2L当たり約3 mLのガスコン®を混ぜて使用し，在宅患者ではガスコン錠の内服をすることにより，腸管内の気泡が少なくなり観察しやすい。また，峻下作用をもつために腹部膨満感，蠕動亢進，腹痛，吐き気などを催す場合もある。消化管には1日当たり約8Lの消化液が分泌され，通常はその分泌された水の全量が再吸収されるが，経口腸管洗浄剤により水分の再吸収が抑制されるので脱水症状を引き起こす場合がある。その際には，めまい，ふらつき，さむけ，脱力感，一過性の血圧低下などの症状が現れる。飲用のための部屋はなるべく快適な条件となるよう冷暖房に配慮することも必要であり，当院では検査時に全例500 mLの輸液を行っている。

B. ビジクリア®による前処置

ビジクリア®は，米国において2001年より販売されているVisicol錠(Salix Pharmaceuticals, Inc.)を日本人に適した用法，用量に変更された経口腸管洗浄剤である。ビジクリア®の用法・用量は大腸検査の4〜6時間前から1回当たり5錠ずつ，約200 mLの水，またはお茶とともに15分ごとに計10回(計50錠)内服する。錠剤であることと，特異的な臭味がない点で患者の受容性を改善することが期待される。

ビジクリア®は，リン酸水素ナトリウム一水和物および無水リン酸水素ナトリウムを有効成分として配合している。作用機序は腸管内に水分を貯留させて瀉下作用を示すことにより，腸管洗浄効果を発揮すると考えられている。また，糖質を含有しないことから腸管内細菌の作用による爆発性ガスを発生しないことも特徴として挙げられる。

　大腸内視鏡検査の前処置において，優れた洗浄効果を示すことが報告されている一方で，製剤由来の不溶成分が大腸内に認められることもまた報告されている。不溶成分の多くは，ビジクリア®の添加物であるセルロースに由来する。現在，不溶成分に対する改良が行われており，今後さらに患者の受容性，前処置の質が向上することが期待される。

　重篤な腎障害および高血圧症の高齢者は適応外となり，ニフレック®を使用する。

C. マグコロールP®（クエン酸マグネシウム）による前処置

　近年，内視鏡検査はsedationの導入により，検査そのものの苦痛は軽減している。それゆえに，大腸内視鏡検査の前処置に対する苦痛はさらに際立って感じられる可能性がある。マグコロールP®を用いた前処置法は洗浄効果において若干劣ると考えられがちであるが，内服の工夫によりニフレック®に近い洗浄効果を上げることも可能であり，前処置の際の苦痛を緩和する可能性がある。

　基本的な方法としては，検査前日の食事制限を行わずに，マグコロールP®と消化管機能調整薬や下剤を用いる方法である。具体的には検査当日の朝にラキソベロン®（ピコスルファートナトリウム水和物）を内服させ，マグコロールP® 100 gに水を加え，1,800 mLとした等張液を飲用させる。

　しかし，洗浄効果を上げる方法として，前日の夕食を制限食とし，20時より1,800 mLの半量の900 mLをラキソベロン®とともに1時間かけて飲用し，検査当日朝より禁食し，検査5時間前より残りの900 mLをラキソベロン®とともに飲用する方法も有効である。また，2回に飲用を分けることにより，吐き気や腹満感を抑制する効果も期待できる。

　また，水分量のことを考慮して，検査前日夜にラキソベロン®を10 mL内服させ，マグコロールP®に水を加え1,000 mLとした軽度高張液を内服させる方法などもある。マグコロールP®を高張液で内服した場合，腸管内へ水分が移動し，脱水および電解質異常を来たす可能性があるが，等張液，軽度高張液とした場合には，これらの副作用の可能性は少ない。この方法はニフレック®に比べて水分量，味覚の点で優れている。

同方法は院内で腸管洗浄剤の飲用を希望する人や，帰宅時間が遅く前日から前処置ができない人，また，マグネシウムの排泄遅延の可能性があるため，腎障害のある患者は適応外となり，ニフレック®を使用する。

D. その他の方法

浣腸，下剤，消化管機能調整薬などによる方法である。人間ドックなどでS状結腸までの大腸内視鏡検査を行う場合，グリセリン120 mLによる浣腸を用いる方法もある。

2 前投薬

当院での前投薬は①鎮静剤，鎮痛剤と②鎮痙剤の投与を行っている。咽頭反射による苦痛が存在する上部内視鏡とは違い，下部内視鏡の場合はどの患者にも生理的に必ず生ずる疼痛というものは存在しない。大腸内視鏡挿入時の疼痛は，主に腸管の過伸展から引き起こされる。ゆえに後述する"軸保持短縮法"が正しく行われ腸管が過伸展されなければ，基本的には鎮痛剤は不要と考えている[2]。ただし，術者の技量・患者の状況によっては以下に述べるような補助的薬剤の投与も考慮する[3]。

A. 鎮痙剤

大腸内視鏡検査に際して，腸の蠕動を抑制し，腸管の短縮・畳み込みを行いやすくするために鎮痙剤を使用する。当院では，ブチルスコポラミン臭化物（ブスコパン®）5 mg静注にて検査を開始する。精密観察や内視鏡治療の際に再度蠕動が認められた場合は必要に応じて追加投与する。なお本剤は緑内障，重篤な心疾患，前立腺肥大症などは原則投与禁忌であり，このような症例に対してはグルカゴン1 mg（グルカゴンGノボ®）を静注で用いる。ブスコパンの作用持続時間は約20分程度と言われているが個人差が大きい。われわれの経験ではグルカゴンは作用発現が早く，作用持続時間は短いと考えている。

ブスコパンの副作用は口渇，眼の調節障害，心悸亢進，顔面紅潮，排尿障害が報告されている。グルカゴンの副作用には，肝グリコーゲンの分解による血糖上昇作用を認めることがあり，糖尿病患者においては血糖コントロールに影響する可能性がある。また，反応性の低血糖を認めることもあり，特に肝疾患のある患者においては，インスリン分泌能促進作用により二次性の低血糖を惹起する可能性があるために注意を要する。

1）ペパーミント法

ブスコパンやグルカゴンが，使用禁忌や副作用のため使用できない場合はペパーミント法を用いる。ペパーミントオイルはハッカの葉を蒸留処理し抽出される精油で，主成分はメントールである。メントールは古くから歯磨き粉や口腔洗浄液，煙草や飴などに含まれ，欧米では過敏性腸症候群の治療剤として古くから用いられていた。作用機序としては，消化管平滑筋細胞のカルシウムチャネルを阻害することで，筋弛緩作用を発現し，腸管の蠕動運動抑制効果をもたらすと考えられている。ペパーミントオイルは内視鏡鉗子孔を通じて撒布投与が可能で，静注や筋注の必要がなく，暗い内視鏡室での針刺し事故の危険も回避できる。また，清涼感のある香りで，患者，術者双方のリラクゼーション効果も期待され，かつ安価である。当院ではブスコパンもしくはグルカゴンを静注後に検査を開始し，適宜追加投与を行うが，過量投与による副作用の発現やコストの面から，基本的にブスコパン20 mg，グルカゴン1 mgまでとし，それ以降の鎮痙剤としてペパーミントオイルを使用している。撒布後の作用発現は比較的早いが，持続時間としては10分程度のことが多い。ペパーミントオイル撒布のみですべての検査・治療を行うには限界があるため，まずは静注鎮痙剤を使用し，蠕動が強く挿入や観察が困難な場合や治療時に，タイミングを見計らって使用するのが望ましい。

B．鎮静剤・鎮痛剤

腹部手術の既往があり腸管癒着を伴うために疼痛を生じる症例や，精神的要因から疼痛閾値の低下している患者（特に検査初回時や，以前の検査時に疼痛を伴った経験のある患者）については鎮静剤や鎮痛剤を用いたほうがよい。その際にも医師の口頭指示を理解して応答ができ，両者が協力をして検査が可能な状態である，いわゆるconscious sedationの状態にするのが理想的である[4]。

1）ミダゾラム・ジアゼパム・ペチジン塩酸塩による鎮静

現在，大腸内視鏡時の鎮静剤として用いられる薬剤は主に**表1**に示すとおりである[5]。鎮静剤として用いられるベンゾジアゼピン系鎮静剤（benzodiazepines；BZ）の特徴は脂溶性であり，神経作用が速やかに現れるという特徴がある。ミダゾラム（ドルミカム®）は半減期が1～4時間と短い。それに対してジアゼパム（ホリゾン®，セルシン®）は半減期が長く，静注時に血管痛が生じるのが難点である。BZは肝代謝のために，高齢者や肝疾患の有する患者に対しては使用量を注意する[6]。過剰投与による呼吸抑制や意識の低下，血圧の低下には特に注意を要する。

表1 鎮痛剤，鎮静剤の種類と投与量

	種類（商品名）	投与量
鎮静剤	ベンゾジアゼピン系抗不安薬［長時間型］ 　ジアゼパム（ホリゾン®，セルシン®）	10 mg
	ベンゾジアゼピン系抗不安薬［中間型］ 　フルニトラゼパム（サイレース®，ロヒプノール®）	0.02〜0.03 mg/kg
	ベンゾジアゼピン系抗不安薬［超短時間型］ 　ミダゾラム（ドルミカム®）	0.05〜0.3 mg/kg
鎮痛剤	非麻薬性薬剤　ペンタゾシン（ソセゴン®，ペンタジン®）	0.6 mg/kg
	ブプレノルフィン（レペタン®）	4 μg/kg
	麻薬　　　　　ペチジン塩酸塩（オピスタン®）	35 mg

注意点：投与量は参考値であり，個々の患者の現在の状態，基礎疾患などにより，投与量を検討する。

　ペチジン塩酸塩（オピスタン®）などの麻薬性鎮痛剤もBZに比較すると意識レベル低下や循環抑制は弱いが，BZとの併用による相乗効果が生じ，呼吸循環抑制が発生しやすくなる。また，めまい，悪心・嘔吐の症状が出現することもあり，高齢者や各種基礎疾患を有する患者では投与量を減量する必要がある。

　Sedationの抑制に対する対処法としては，①呼びかけや刺激を与える，②拮抗薬フルマゼニル（アネキセート®），ナロキソン塩酸塩を投与する，③酸素の投与，④脱水の補正などが有効である[4]。

2）プロポフォールによる鎮静

　プロポフォール（ディプリバン®）はわが国において1995年に上市された。静脈内投与でありながら吸入麻酔剤と同様の麻酔深度の調節性を示す全身麻酔剤である。①至適鎮静レベルを良好に維持できる，②鎮静深度の調節性に優れ，目標とする鎮静レベルへの速やかな変更が可能である，③意識の回復および抜管が速やかで，かつ時間の予測が可能である，などの特徴がある。わが国における保険適応は2011年現在，①全身麻酔の導入，維持，②気管挿管下の人工呼吸中の鎮静に限られているため，普段内視鏡検査における鎮静剤としてわれわれ内視鏡医がこの薬剤を目にすることは少ない。

　それに対して，内視鏡中の鎮静の導入管理を麻酔科医が行う欧米においてはプロポフォールの使用歴は古く[7,8]，Cochrane Libraryのmeta-analysisにおいて，大腸内視鏡時のプロポフォールの使用群は，通常群に比較して回復時間の早さ，退院に要する時間の短さ，患者の満足度において有意に優れていることが示されている[9]。

　プロポフォールによる鎮静の問題点は，鎮静深度が深くなりすぎることによ

り呼吸抑制を来したり，血圧低下が生じる可能性があるため，通常麻酔科医の管理のもとに使用することが推奨されている[10]。ただし，臨床現場における医師不足が指摘されているわが国において，内視鏡のすべての検査に麻酔科医が立ち会い，麻酔管理を行うことを望むのは難しい。そこで，内視鏡中に患者の状態をモニターしながら，自動的にプロポフォールの投与量を安全な範囲内で決定するというCAPS（computer-assisted personalized sedation）システムが開発され，このシステムの導入により通常鎮静群と比較して麻酔導入時の酸素飽和度の低下を有意に抑えたり，回復時間が短くなるなどといった臨床データが蓄積されてきている[11, 12]。今後この方法が一般化する可能性がある。

　鎮静の効果がしっかり認められ，なおかつ鎮静からより早く回復する効果がある鎮静剤を投与できるシステムを導入することにより，苦痛のない内視鏡を短時間で行うことが可能となり，その結果，患者の内視鏡検査の受診率の向上が期待される。

3）当院での方法

　当院では，追加の薬剤を投与する可能性を考え，初期輸液におけるルート確保を行っている。ジアゼパム5～10 mgを投与後，ブチルスコポラミン臭化物（ブスコパン®）5 mgを投与してから検査を開始する。途中疼痛が出現した際には，適宜ペチジン塩酸塩（オピスタン®）を17.5～35 mg静注している。

4）鎮静剤，鎮痛剤使用時の心得

　われわれは以前，これらの鎮静剤，鎮痛剤を積極的には用いなかったが，近年比較的積極的に用いることにしている。その理由として，大腸内視鏡検査はほぼすべての患者にとって，1回きりの検査ではないからである。特に大腸癌や炎症性腸疾患などの既往があり，数年～数十年にわたって定期的に検査を受ける必要がある患者に対し，大腸内視鏡検査は苦痛を生じるという印象を与えることは患者を検査から遠ざける原因となる。その結果，疾患の早期発見を遅らせることになり，患者にとってこれほどの不利益はない。適切な量で鎮静剤，鎮痛剤や鎮痙剤を使用して安全かつ苦痛のない検査を行うことは大切である。

　実際にこれらの薬剤を検査時に使用するに当たっては，前回の検査についての情報が欠かせない。前回の検査にて疼痛が生じ，鎮静剤や鎮痛剤を追加して検査を行った症例について，適切な効果を得るためには毎回ほぼ同等量の薬剤を使用する可能性が高いため，必ずこれまでの情報を確認し，投与量を決定する。さらに，呼吸抑制，血圧低下を来した症例については，薬剤使用量を半減

するなど，同様の副作用を起こさないように注意を払う．
　ただし，大腸内視鏡時の患者の痛みの訴えは，患者の腸の状態を示している大事な1つのサインである．特に内視鏡挿入時に患者が非常に強い疼痛を訴えるということは，腸に強い緊張がかかっているというサインであり，そのまま無理に検査を継続すると穿孔する危険性もある．そのため，特に初学者については鎮静のかけすぎには注意が必要である．

◆ COLUMN ◆

ナラティブと内視鏡挿入

　近年，ナラティブ医療(narrative based medicine；NBM)が見直されつつある．ナラティブとは物語，対話という意味であり，患者とのコミュニケーションを重視し，症状に向き合っていく医療である．EBMとは違い，経験に基づいた暗黙知による医療とも言えるだろう．医師に必要とされるものは単なる形式知だけでなく，経験に基づいた暗黙知が重要である．
　大腸ひとつとっても誰一人同じ走行をしていることなどなく，ましてやエビデンスなどの道標もない．自分の知識と経験に基づき，大腸と対話をするように軸保持短縮法を粛々と行うほかないのである．その際に重要なことは，無意識な反射的な行為であり，より研ぎ澄まされた集中力である．

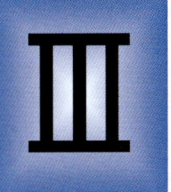

III 感染症対策

　近年，消化器内視鏡の普及とともに，内視鏡検査を介する医原性感染事故が報告され，感染の予防対策が取られてきた。

　大腸内視鏡検査においては，血液を介して感染するウイルス，すなわちB型肝炎ウイルス（HBV），C型肝炎ウイルス（HCV），エイズウイルス（HIV）などのほかに，梅毒，MRSA，結核菌などを対象とした内視鏡機器の洗浄，消毒が必要である。経内視鏡感染を予防するためには，この洗浄・消毒を1例ごとに厳重に行わなければならない[1]。

　当院では内視鏡検査前にHBV，HCV，梅毒をチェックし，感染の予防に努めている（HIVに関しては，インフォームド・コンセントの問題もあり一般的な実施は難しく，検査前チェックはまだ実施していない）。

　プリオンに関しては，有効な洗浄は不可能である。

1 内視鏡の洗浄・消毒

　現在，内視鏡消毒には過酢酸，グルタラールやフタラールなどの高水準消毒薬や電解酸性水が使用されている[2-5]。

A. 内視鏡消毒液

- **過酢酸**：0.3％過酢酸は強力な酸化力により殺菌力を発揮し，5分間で高水準消毒が可能である。過酢酸は，酢酸，過酸化水素，酸素，水に分解されるため，有害物質を生じない。金属腐食性があり，腐食を避けるためpH調整し，専用の洗浄器にて使用を行う。
- **グルタラール**：内視鏡の消毒剤として長年使用されている高水準消毒薬である。一般細菌，抗酸菌，真菌，ウイルスなどに有効であり，有機物存在下でも活性を維持できる殺菌剤である。消毒時間が長いこと，曝露による副作用の問題はあるが，金属，ゴム，プラスチックなどで腐食せず，熱に弱い内視鏡の消

毒に適している．内視鏡の消毒には 2% グルタラールにて 10 分間の浸漬消毒後，水ですすぎ，アルコールによる追加の乾燥を行う．

- **フタラール**：0.55% 濃度のものが市販されている．消毒時間がグルタラールより短く，5 分間である．グルタラールと比べ，皮膚や粘膜に対する刺激や臭気も少なく，物質適合性に優れ，器具表面への血液凝固や組織への固着が少ない．
- **電解酸性水**：塩素濃度が 10〜60 ppm の電解酸性水を用いた全自動内視鏡洗浄器が承認，市販されている．

B. 内視鏡洗浄・消毒の実際

当院では，1 例ごとに全自動内視鏡洗浄器による洗浄，高水準消毒を行っている．

◆スコープの洗浄・消毒の実際
1) 水 100 mL を吸引する．
2) 濡れたガーゼにて内視鏡挿入部をふき取る．
3) 内視鏡本体を柔らかいスポンジを使用して酵素系洗剤で洗う．
4) ブラッシング
   ① 吸引ボタンをはずして吸引口からコネクター吸引口金まで
   ② 吸引ボタンをはずして吸引口からスコープ先端まで
   ③ 鉗子口よりスコープ先端まで
   ④ 小ブラシで吸引口と鉗子口を洗う．
5) 内視鏡全自動洗浄器にて洗浄，高水準消毒を行う．
6) アルコールを各チャンネル内に通し，送気にて乾燥させる．

2 内視鏡処置具の洗浄・消毒

当院では，生検鉗子，注射針は 1 例ごとに取り替えている．使用したすべての処置具は水洗い，グルタールアルデヒド消毒，超音波洗浄，オートクレーブ（またはガス滅菌）にて処理を行う．

内視鏡機器の洗浄・消毒に関しては，施設間に差があるのが現状である．今後，施設間の差をなくしていくことも課題である．また，洗浄，消毒法に関しても，研究の進歩とともにさらに改良されていくものと思われる[5]．

◆ COLUMN ◆

日本の大腸内視鏡検査の値段は高いか？

　医療制度，保険制度の違いにより単純な金額の比較は困難であるが，おおよその世界各国の大腸内視鏡検査料を比較した。

　物価の違いを考慮し，指標としてハンバーガー1個の値段を用いて，検査料がハンバーガー何個分に相当するかで比較したところ，欧米各国とタイ，および日本はブラジル，中国，韓国よりも高い傾向にあった。

　保険適応であれば，日本の検査料は現時点では30％負担であり，実際の患者側の負担はハンバーガー約15個分である。世界各国と比べても比較的安価で検査を受けることが可能であり，積極的に検査を受け，早期発見早期治療に努めていただきたいものである。

国名	大腸内視鏡検査料(円)	ハンバーガー1個単価(円)	検査料/ハンバーガー1個
日本	約16,000	320	50
アメリカ	約13,000〜約23,000	299	43〜77
フランス	約21,100	397	53
ドイツ	約11,700〜約25,000	397	29〜63
ロシア	約780〜約8,700	205	4〜42
ブラジル	約3,000〜約4,600	443	7〜10
インド	0〜約9,000	150	0〜60
中国	約3,700	164	23
韓国	約3,700	238	16
タイ	約7,000〜約42,000	186	38〜226

※2011年5月での為替レート
※ハンバーガーは，M社のビッグマック(2011年5月時点)の値段

IV 大腸内視鏡挿入の基本的事項

1 大腸の解剖

A. 大腸の走行

　大腸は盲腸から肛門に至る腸管で，直腸，下行結腸，上行結腸は後腹膜に固定されているが，RSやS状結腸，横行結腸は腹腔内に固定されず可動性があり，伸ばした状態では約1.5〜1.8 mに及び，縮んだ状態では約70〜80 cmである。大腸は，**図1**のような模式図で説明される[1]。内視鏡検査に当たっては立体的にその走行を理解する必要がある。

　肛門からRSまでにはHouston弁と呼ばれるヒダが通常3つある。通常2番

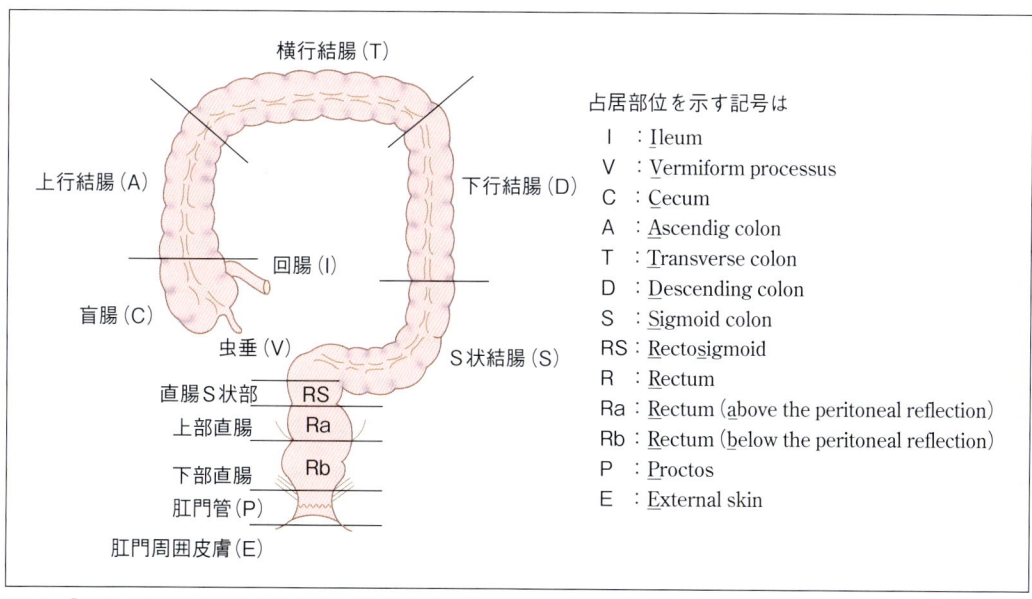

占居部位を示す記号は
- I ：Ileum
- V ：Vermiform processus
- C ：Cecum
- A ：Ascendig colon
- T ：Transverse colon
- D ：Descending colon
- S ：Sigmoid colon
- RS：Rectosigmoid
- R ：Rectum
- Ra：Rectum (above the peritoneal reflection)
- Rb：Rectum (below the peritoneal reflection)
- P ：Proctos
- E ：External skin

図1 『大腸癌取扱い規約』による大腸の区分
〔大腸癌研究会（編）：大腸癌取扱い規約第7版補訂版，p.8，金原出版，2009 より〕

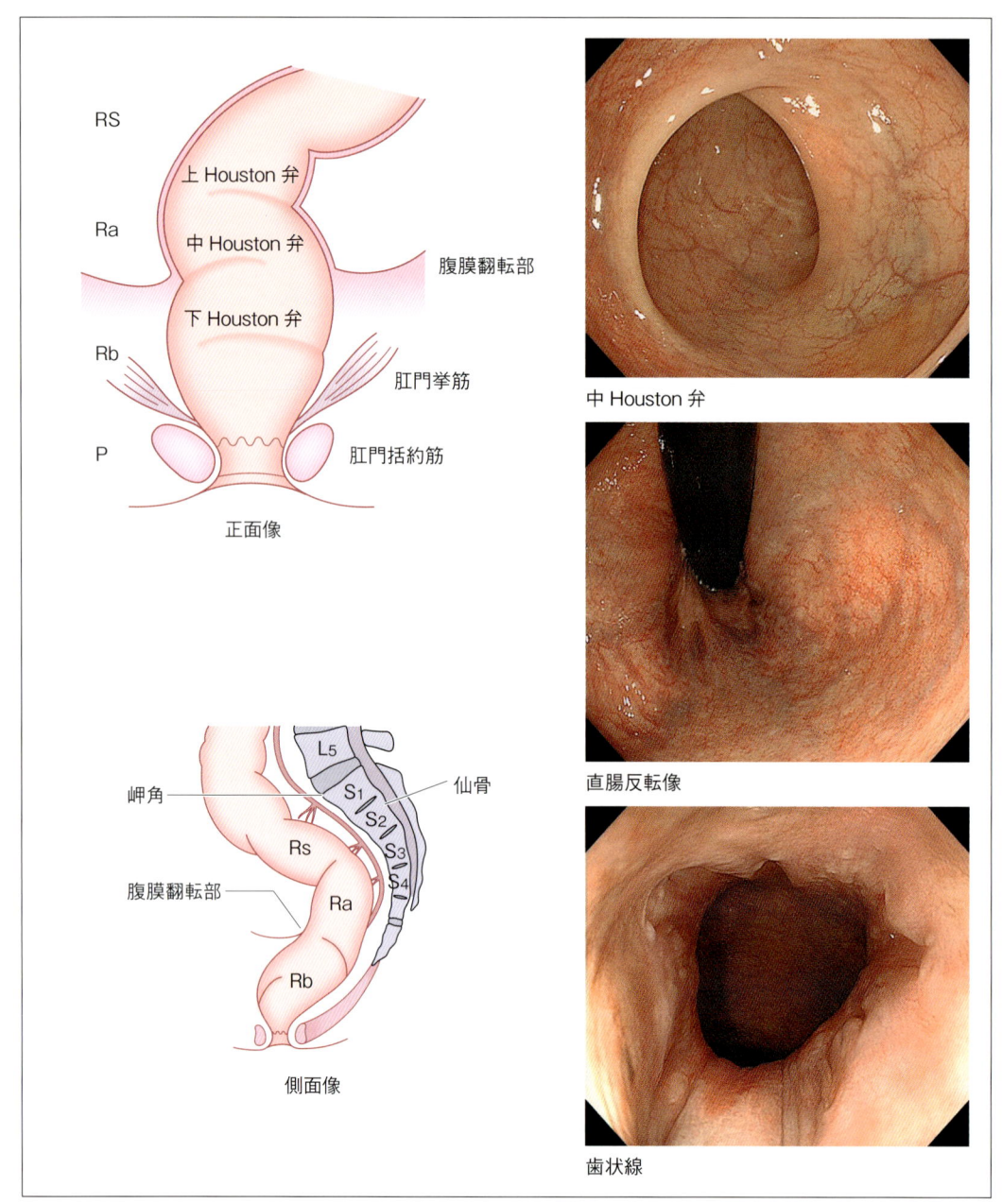

図2 直腸の解剖
直腸は歯状線から RS に至る長さ約 15 cm の範囲を指し，側壁と下部を肛門挙筋によって支持され，骨盤底を通過して肛門管に連なる。肛門管は，恥骨直腸筋付着部上縁から肛門縁までの管状部であり，その外側は肛門周囲皮膚である。直腸には通常，上・中・下の 3 つの Houston 弁があり，中 Houston 弁が腹膜翻転部にあたる。

目の Houston 弁（middle Houston valve）は腹膜翻転部にあたり，これを越えると腸管は腹腔内に出る。そのすぐ口側に強い屈曲部―直腸 S 状結腸曲（RS）があり，この先が S 状結腸である（図 2, 3）。

d. 肝彎曲

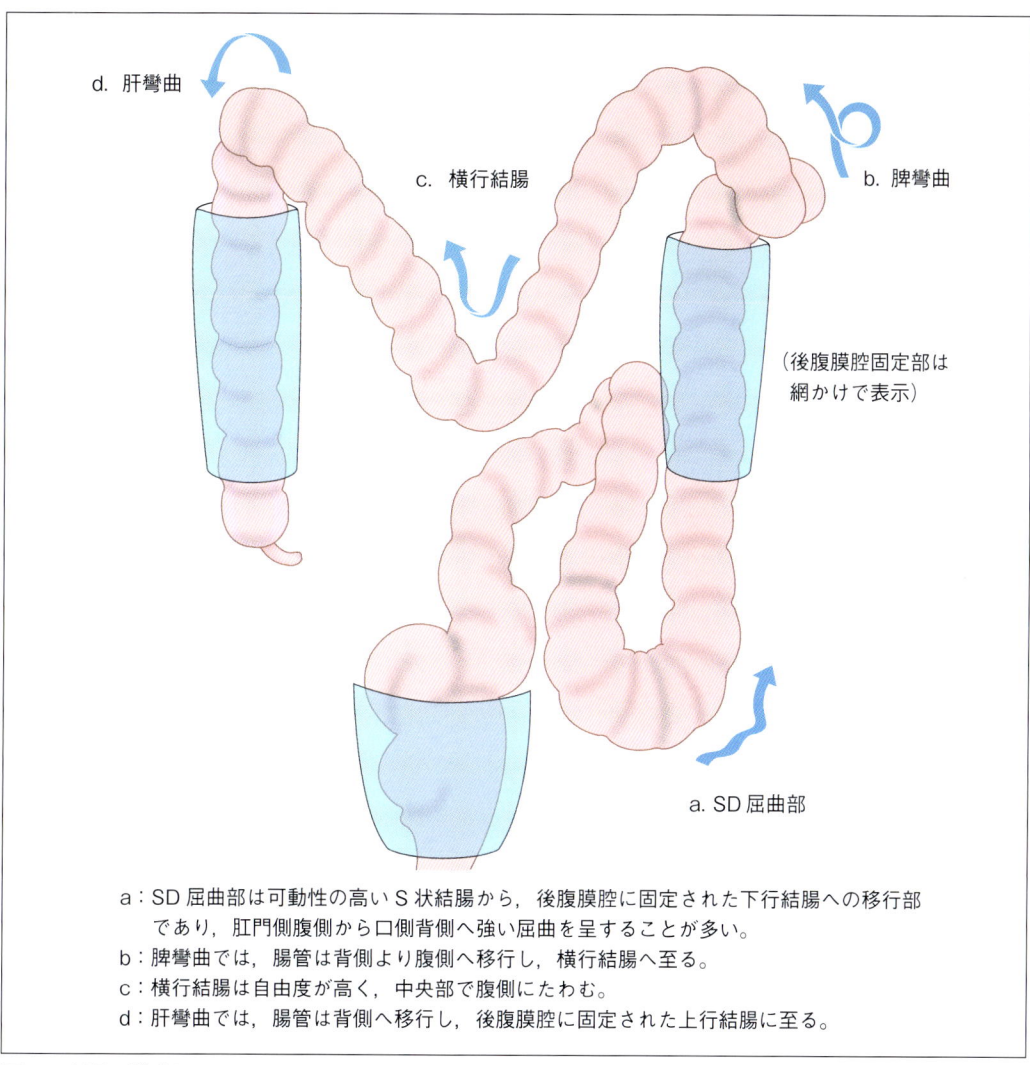

c. 横行結腸

b. 脾彎曲

（後腹膜腔固定部は網かけで表示）

a. SD屈曲部

a：SD屈曲部は可動性の高いS状結腸から，後腹膜腔に固定された下行結腸への移行部であり，肛門側腹側から口側背側へ強い屈曲を呈することが多い。
b：脾彎曲では，腸管は背側より腹側へ移行し，横行結腸へ至る。
c：横行結腸は自由度が高く，中央部で腹側にたわむ。
d：肝彎曲では，腸管は背側へ移行し，後腹膜腔に固定された上行結腸に至る。

図3　大腸の模式図

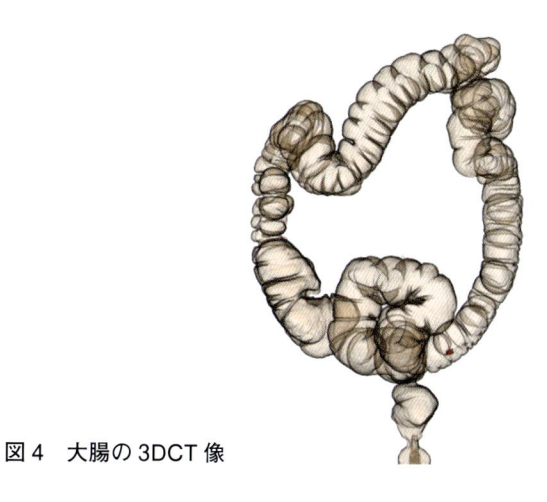

図4　大腸の3DCT像

RS および S 状結腸は S 状結腸間膜が付着し，腹腔内に固定されず可動性があり，強い屈曲を呈することが多い．この口側の下行結腸との移行部が S 状結腸で，大腸内視鏡の挿入に当たり初心者が最も苦労する場所の 1 つである．下行結腸は後腹膜に固定され，ほとんど直線的である．脾下方の脾彎曲で前方へ屈曲し横行結腸へ移行する．横行結腸もまた横行結腸間膜による固定は緩やかで腹腔内での可動性に富む．肝彎曲の口側が上行結腸で，再び後腹膜腔へもぐる（図 3, 4）．

　通常，後腹膜腔に存在する下行結腸・上行結腸では内視鏡の通過は容易であり，初心者が苦労するのは腹腔内に遊離する S 状結腸・横行結腸と，SD 屈曲部・脾彎曲・肝彎曲などの屈曲部である．また，炎症や腹部の手術などのため腸管に癒着が生じ，S 状結腸や横行結腸の可動性が制限されたり，通常の走行以外にも屈曲や固定ができる場合もある（図 5）．

◆ COLUMN ◆

Inspection

　競技スキーではレースの前にコースの下見を行うが，これをスキー界では"インスペクション"，通称インスペと言う．インスペは雪面にセットされたポール（旗門）の間をゆっくりと降りながらポールのセッティングを頭に入れる．斜面の変化，ポールのリズム変化，高速で変化する場面をイメージしながらインスペする．レースは朝一番の寒いコース上のインスペから始まっている．
　内視鏡検査のインスペ，それは患者さんの体型をさりげなく見ることである．
　"う～ん，かなりやせている．屈曲が強いぞ"
　"げっ，お相撲さん？伸びる可能性大"
　まず体つきや手術の既往をみて使用する内視鏡を決定する．
　患者さんとの会話も大事である．
Dr："○○さん，前回の検査は大変でしたか～？"
患者さん："先生，この前の検査は大変でしたよ～．私，痛くてヒ～ヒ～言っちゃったわよ～"
　かなりの急斜面と思われ，慎重なコース取り，いわゆる丁寧な軸保持短縮が必要である．
　大腸内視鏡検査は，肛門に内視鏡を挿入する前から始まっているのである．

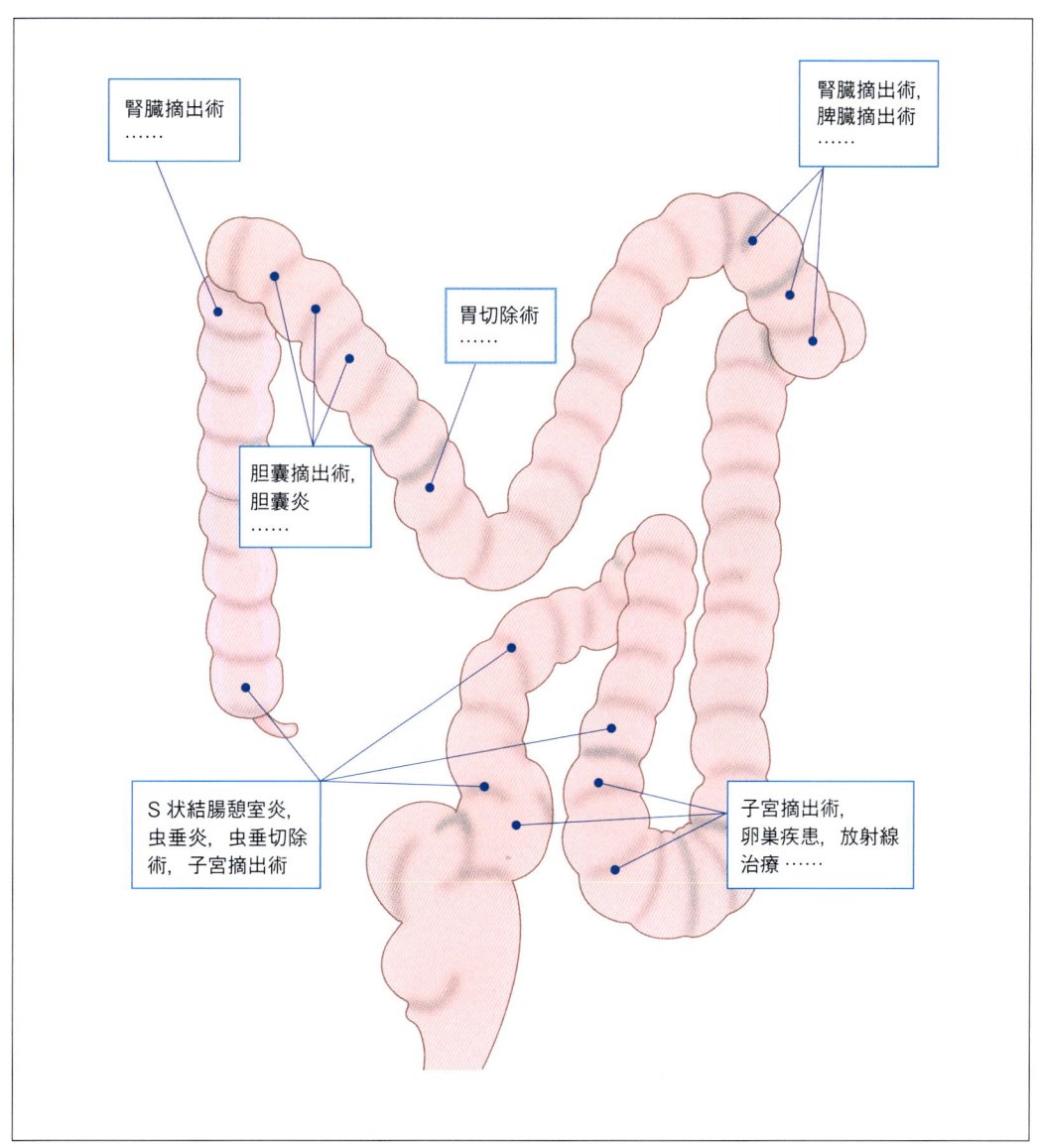

図5　炎症・手術による癒着を生じやすい部位

◆ COLUMN ◆

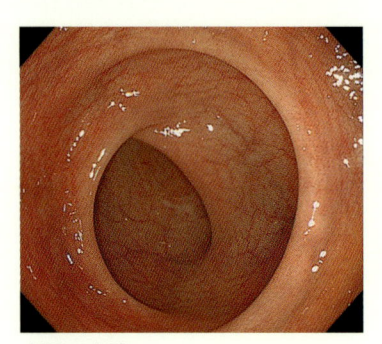

直腸の内腔

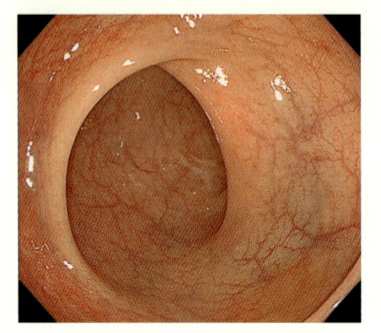

中 Houston 弁

Houston 弁

　Houston 弁は，直腸に横走するヒダであるが，型，数，位置には個人差があり必ずしも一定していない。内視鏡的に検討した結果(表1)や牛尾らのデータ(表2)によると Houston 弁の型は左→右→左が最も多い。しかし，ほかにもパターンがあり一定ではない。Houston 弁の中で中 Houston 弁を正確に把握することは腹膜飜転部を確認することであり，内視鏡治療を行う上で重要な解剖学的指標である。すなわち，中 Houston 弁を境に Ra 以深の腸管は腹腔内に存在するため，内視鏡治療により穿孔の危険性を伴うことを術者は留意すべきである。

表1　Houston 弁の型分類

左→右→左	47%
右→左→右	16%
右→左→左	11%
左→右→右	9%
その他	17%

（秋田赤十字病院胃腸センター）

表2　Houston 弁の型分類

左→右→左	62%
右→左→右	25%
その他	13%

（牛尾ら）

B. 挿入部位に関する指標

　内視鏡がどこまで挿入されているかを知るためには，基本的に内視鏡の挿入長，内腔の特徴を指標として総合的に判断する(図6)。一般的に，軸保持短縮がなされた状態での指標としての挿入長は，

　　RS：10〜15 cm
　　SD 屈曲部：30 cm
　　脾彎曲：40 cm
　　肝彎曲：60 cm
　　盲腸：70〜80 cm

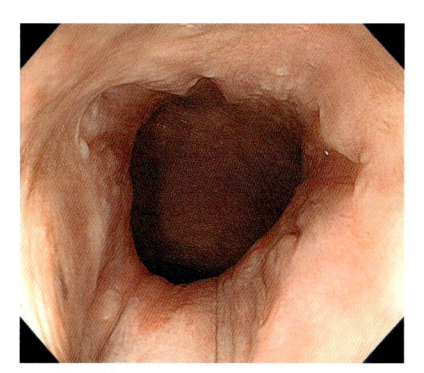

a：歯状線

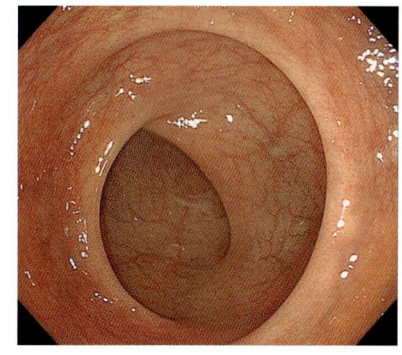

b：Houston 弁

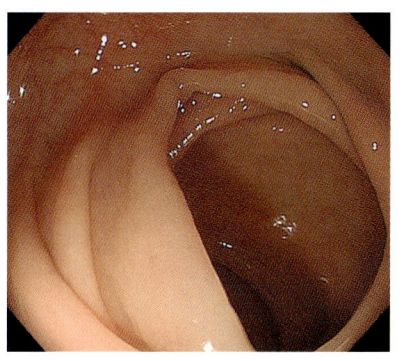

c：RS
挿入長 10〜15 cm。特徴：屈曲が強く内腔が確認しづらい。

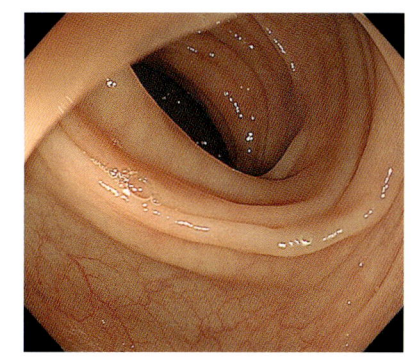

d：SD 屈曲部
挿入長 30 cm。特徴：S 状結腸が長く，弛緩しているときは屈曲が強い。

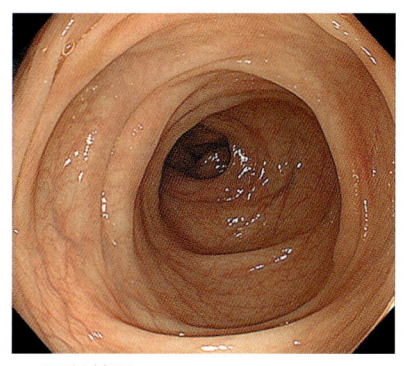

e：下行結腸
特徴：内腔が小さく直線的。

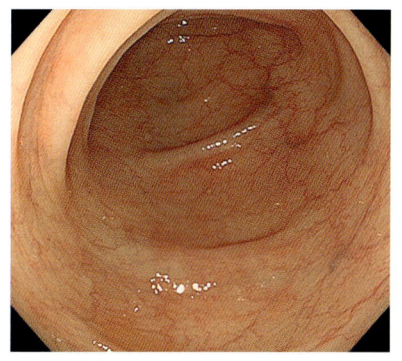

f：脾彎曲
挿入長 40 cm。特徴：画面左に大きく屈曲する。blue spot が見えることもある。

図6　挿入部位の指標（次頁につづく）

である．ただしこれは，腸管が短縮されている状態での挿入長である．腸管が短縮されているかどうかは，スコープのフリー感で判断する．スコープがループを形成したり，たわんでいる場合には挿入長は全くあてにならないので注意

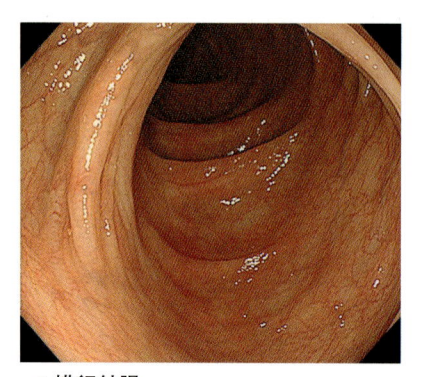

g：横行結腸
特徴：内腔が三角形に見える。ヒダは輪状を呈する。

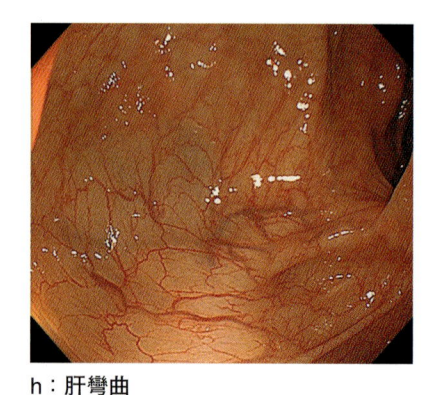

h：肝彎曲
挿入長60cm。特徴：blue spotが見え，内腔が大きく，画面右に大きく屈曲する。

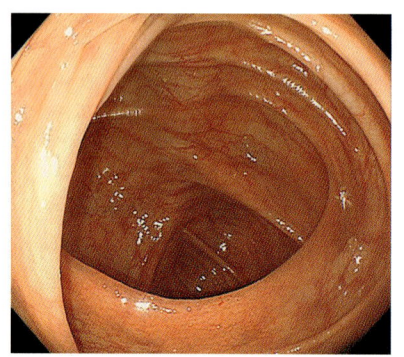

i：上行結腸
特徴：ヒダが深く，内腔は大きく，直線的。

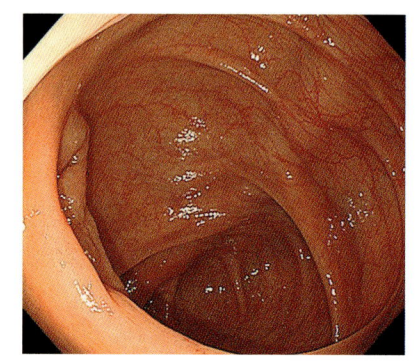

j：盲腸
挿入長70〜80cm。特徴：虫垂開口部，Bauhin弁を確認できる。

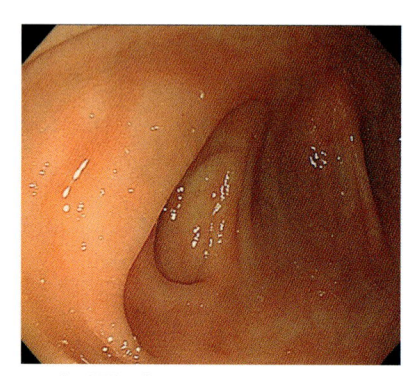

k：虫垂開口部

l：終末回腸

図6　挿入部位の指標（つづき）

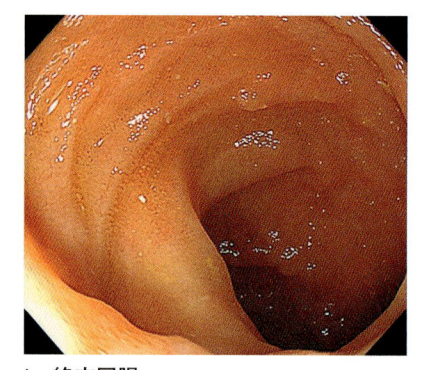

しなければならない。なお，長く弛緩した（redundant）腸管の症例では，十分に短縮すると逆に40〜50cmと，通常よりも短縮される場合がある。

　各部位での管腔の特徴をつかんでおくことも重要である。以下に，大腸の各

部位の特徴を述べる。

RS：屈曲が強く管腔が見にくい。

SD屈曲部：S状結腸走行の単純な症例では通常は認識されないが，長く弛緩した腸管の場合は屈曲が強く管腔が見えないこともある。またSD屈曲部の近くになると下行結腸の貯留液の流入が認められることがある。

下行結腸：管腔がほぼ直線状に見える。液体が貯まっていることが多い。

脾彎曲：blue spotが見えることがある。

横行結腸：管腔が三角形に見える。ヒダは輪状である。

肝彎曲：blue spotが見える。右にカーブする。

上行結腸：ヒダが深い。管腔は直線的に見える。

盲腸：虫垂の開口部，Bauhin弁が確認できる。

Blue spotについては指標にすぎず，脾彎曲や肝彎曲でなくても腸管の伸展や屈曲により結腸が脾臓や肝臓に接触すれば，見えることがある。肝彎曲では通常blue spotが見えるが，極端に軸保持短縮がなされたときは見えないこともある。

◆ COLUMN ◆

急がば回れ

　　時間的・精神的余裕がないときに行う大腸内視鏡検査ほど，1つひとつの症例に対して普段よりむしろ時間がかかる。これは，早くしたいという焦りのために個々の操作が早くなり，知らず知らずのうちにスコープをpushして少しずつループを形成するためである。どんな時でも大腸内視鏡検査を施行するときには，まず心を平穏に保ち，逆に普段よりも十分に時間かけるつもりで1つひとつの操作を確実にこなすことが大切である。その結果，むしろ短時間で検査を終了することができる。時間のないときほどゆっくりと行うこと，まさしく"急がば回れ"のことわざ通りである。

2 大腸内視鏡機種別の特徴

　大腸内視鏡検査を施行する際，内視鏡医が選択すべき臨床現場設定(clinical settings)の項目には投薬の種類，医療機器の設定などが存在するが，その中で最も重要なものの1つとして内視鏡機種の選択が挙げられる．臨床現場において様々なスコープが使用されているが，その一部を表3に列挙した．内視鏡医は個々の患者背景や臨床状況に応じて機種を選択する必要があるが，当院では原則としてH260AZIを使用することが多い(2011年6月現在)．その理由としてH260AZIには拡大機能が付いているだけでなく，内視鏡径が13.6 mmであるためスコープ軸を保持しやすく，軸保持短縮法を行いやすいからである．しかしながら，手術の既往，多発性憩室症などによる癒着が強い場合，あるいは過腸結腸症例，体格が小柄な高齢者で挿入困難な場合には，腸に対してより負担のかからないPCFに変更する(図7)．それでも強い抵抗感や屈曲が手元で感じられる場合などでは，さらにPQ(PCF-PQ260L/I)に入れ替えて挿入を行う．しかし，前回挿入時に疼痛が強かった場合や高度癒着が予想される症例には再初からPQで挿入を開始する．PQは，Q画質であるために画質は粗くなり，拡大機能がついていないため病変観察の質は劣化することは否めないが，穿孔のリスクが高い症例などでは躊躇することなくスコープの変更を行うべきである．理想的なスコープ選択法を図8に示した．

A. 高伝達挿入部と受動彎曲機能について

　従来の大腸内視鏡を用いた場合，S状結腸が過伸展しやすい患者では推進力がS状結腸(特にS-TopとSD屈曲部)で分散するために，スコープ先端に力

表3　内視鏡機種別の特徴

機種名	視野角(°)	観察深度(mm)	先端部外径(mm)	挿入(軟性)部外径(mm)	鉗子チャンネル
CF-H260AZ	Wide：140° Tele：80°	通常：7〜100 拡大：2〜3	13.6	12.9	3.2
PCF-Q260A	140°	5〜100	11.3	11.3	3.2
PCF-PQ260	140°	5〜100	9.2	9.2	2.8
CF-Q260A	140°	4〜100	12.2	12.0	3.2
CF-H260A	140°	5〜100	13.2	12.9	3.7
PCF-Q260AZ	Wide：140° Tele：60°	通常：7〜100 拡大：2〜3.5	11.7	11.8	3.2

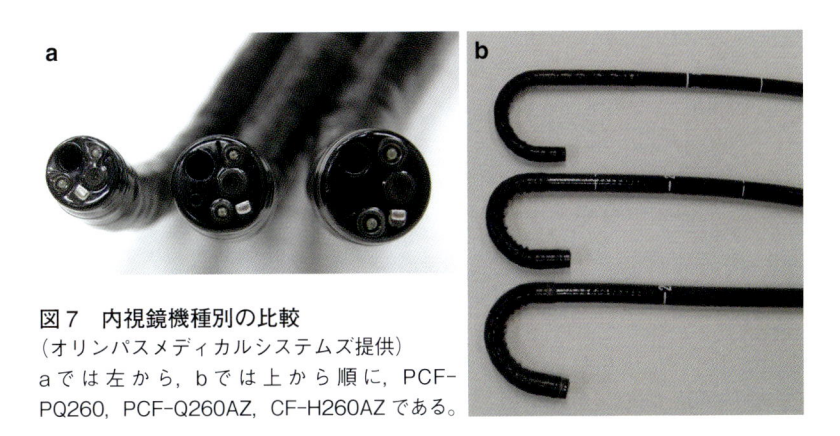

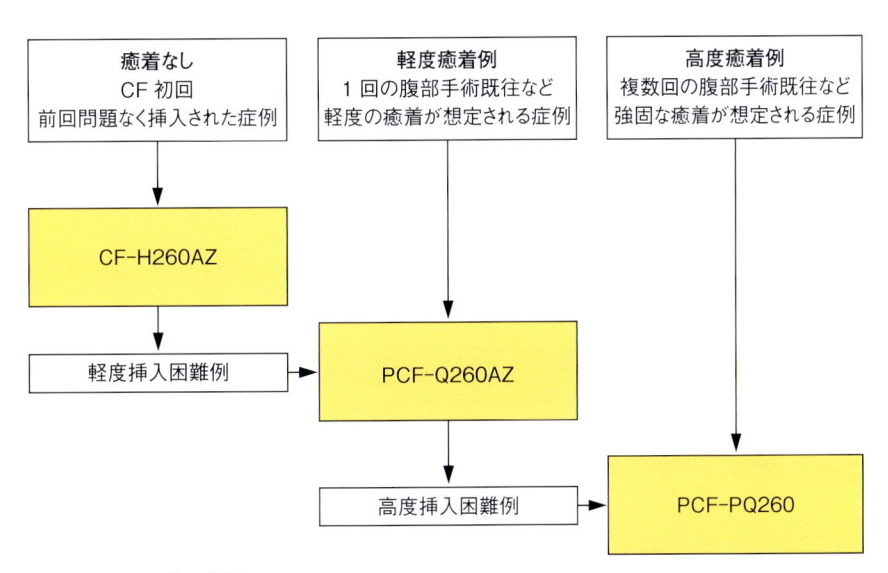

図7 内視鏡機種別の比較
(オリンパスメディカルシステムズ提供)
aでは左から，bでは上から順に，PCF-PQ260，PCF-Q260AZ，CF-H260AZである。

図8 スコープの選択

をうまく伝えることが難しく，その結果挿入が困難となるのみならず，それが疼痛を来す原因となっていた．しかしながら，新しく開発された高伝達挿入部(high force transmission)搭載内視鏡では，この機能によりS状結腸が過度に伸展されることが抑えられ，スコープ先端部への推進力が維持されるために従来のものと比較して，より深部大腸への挿入が容易となっている(図9)．

また，挿入困難の原因としてしばしば経験するS状結腸や脾彎曲での腸管の過屈曲に対して，受動彎曲機能が開発された．これは軟性可動部の手前で柔軟にスコープが可動する機能のことである(図10)．指先の関節しかなかった従来のスコープの構造に柔軟な手関節が加わったとイメージすればよい．受動彎曲は先端部からの曲率半径が徐々に大きくなるような構造となっており，腸管屈曲部でステッキ現象を起こさずに，緩やかなループを形成しながらスムー

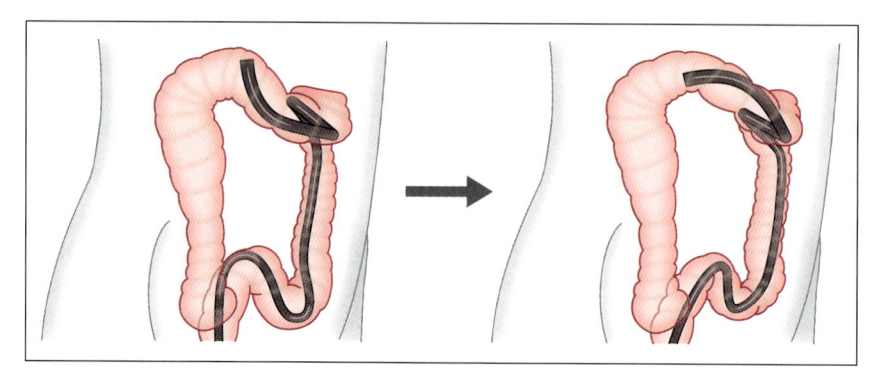

図9 High Force Transmission「高伝達挿入部」

ズに挿入できる（ただし，後述する軸保持短縮法で挿入する場合は，S-Topを骨盤方向に下げながら挿入するため，S状結腸をpushで挿入しループを形成することは，実際にはほとんどない）。癒着による屈曲部や憩室症による硬化結腸でも強い屈曲部をスムーズに通過するため，いわば腸管に優しい内視鏡と言える。また鋭角の屈曲部での先端追従性がよく，腸管内のほほどの部位でも苦労なく反転観察，処置ができる点も特徴として挙げられる。

　高伝達挿入部と受動彎曲機能は，2012年4月現在PCF-PQ260にのみ搭載されている機能であるが，今後すべての大腸内視鏡に標準的に装備される予定である。

◆ COLUMN ◆

内視鏡の選択

　ゴルフクラブには多種多様の種類がある。ドライバー，フェアウェイウッド，アイアン，パターなど，状況によって使い分けるのは，一言に最高のパフォーマンスのためといっても過言ではない。基本にあるスイングは同じであっても，道具の使い方によってプレーに幅を持たせることは，患者の状態によって通常内視鏡，PCF，PQをそれぞれ使い分ける挿入法に相通ずるものがある。

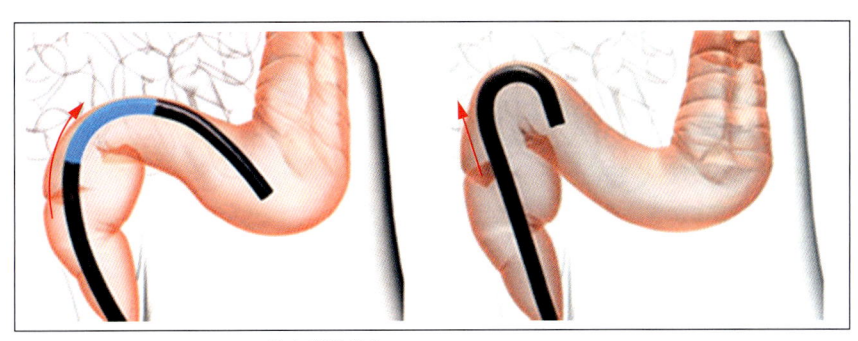

図 10　Passive Bending「受動彎曲」
屈曲部における挿入性を追求し，①授動彎曲が他の蛇管部分より軟らかいため，軽く腸壁に押し当てられただけで（外力で）曲がり，②先端から徐々に彎曲経が大きくなるような構造になっている。

◆ **COLUMN** ◆

車の車庫入れと大腸内視鏡の挿入

　　運転免許を持っている人なら誰でもわかることだと思われるが，ゆったりした場所に車を停めることは容易だが，狭い車庫に車を停めることは極めて難しい。同じようなことが大腸内視鏡の挿入についても言える。大きなお腹の中では，腸はゆったりと格納されている。しかし，体格の小さい場合，腸は所狭しと折り畳まれて格納されている。特にスリムな女性は要注意で，S状結腸は骨盤腔に下がって屈曲していることが多い。このようなときは，特に丁寧にS状結腸を1枚1枚畳み込んで，すぐに手前を真っすぐにし，スコープの軸を保持することに細心の注意を払いながら挿入しなければならない。もちろん送気も最小限にしなければならない。スコープを挿入するにあたり，まず体格を見て，患者の腸がどのような状態になっているか想像してみることが重要である。

3 軸保持短縮法の基本姿勢と概要

A. 基本姿勢

　　基本的にスコープは肛門から約 30 cm のところで把持する．肛門とスコープを把持する部位で距離を適度に保つことで，スコープ軸を直線的に保ちやすくなる．また，もう 1 つの利点としては，肛門を支点としたテコの原理を利用し，小さな力でもスコープ先端に力が伝わりやすいことが挙げられる．スコープを持つ位置が肛門に近いと，スコープ先端に力が伝わりにくいだけでなく，トルク操作などが困難となる．

　　かつては，スコープを両手で持ち挿入やトルク操作を担当する者と，両手でハンドルを持って上下・左右アングルの操作を担当する者の 2 人で挿入する二人法が主流であった．現在われわれが行っている挿入法は一人法と呼ばれ，アングル操作とスコープのトルクの組み合わせによって挿入をスムーズに行うものである．そして軸保持短縮法は，一人法でなければできない技術である．常にアングル操作は左手で行い，右手はスコープの出し入れとトルク操作を行う．そして常に右手はスコープを把持し，屈曲の強い部位であっても，アングル操作に右手を使うことは避けなければならない．

　　スコープ操作と空気量の調整で，死角のない観察を行うためには，手元の動きがスコープ先端へ確実に伝わるようにしなくてはならない（図11）．また十分な観察とフォーカスの合った写真撮影のためにも，病変とスコープ先端の距離を自在にコントロールすることが必須である．特に拡大観察では，スコープ先端と病変の距離を微妙に調節できなければフォーカスが合わず，十分な情報を得ることができない．さらに内視鏡治療においても，スコープを自由にコントロールできなければ処置自体が危険なものとなる．上下・左右アングル，吸引と送気のすべてを左手で操作し，右手でスコープの挿入・抜去とトルク調整を行い，かつ両者がスムーズに連携して初めて，大腸内視鏡の挿入・観察・治療ができると言える．

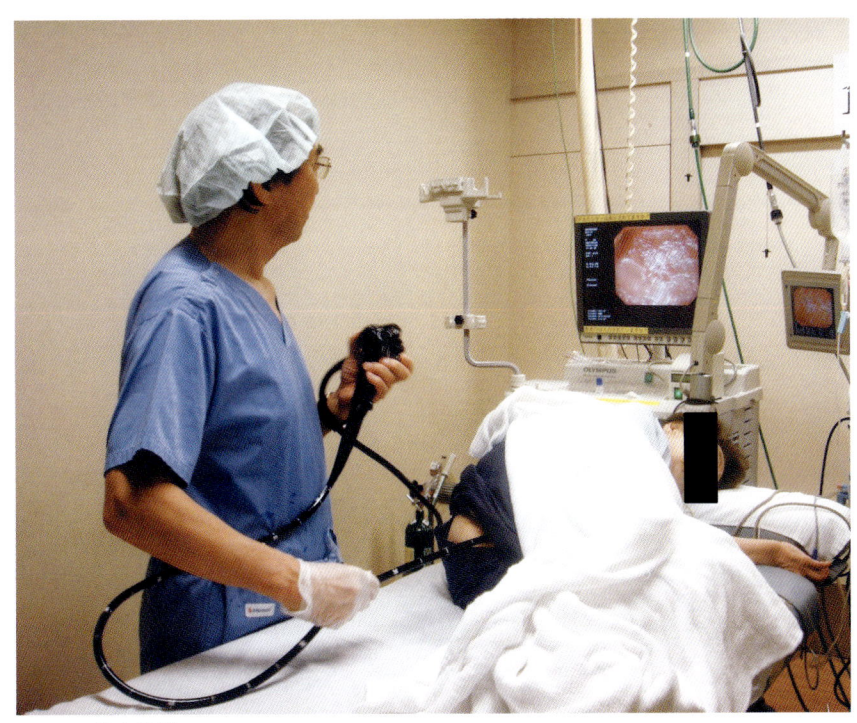

図11 基本姿勢

患者は基本的に左側臥位をとり，検査医は患者の背側に立つのが原則である。内視鏡モニターは検査医の見やすい位置に設置する。当院ではスコープの挿入方向を考慮して，患者の頭上にモニターを置いている。

検査台は操作しやすいようにある程度広く操作空間をとる。台の高さは個人差があるが，高すぎては台が邪魔になり，低すぎても姿勢がくずれる。やはり検査医が疲れず，操作しやすい高さを選ぶ。

また検査医は背筋を伸ばし，無理のない楽な姿勢をとり，左手は胸の高さでハンドルを，右手はスコープを肛門から20〜30cm離して持つようにする。常にスコープ先端から右手元までが直線化するように意識してスコープを持つことが大切である。

B. 軸保持短縮法の概要

　軸保持短縮法とは，上記の基本姿勢で自在にスコープをコントロールし，下部直腸から盲腸までを一直線の軸に見立て，その軸に沿って腸管を伸ばさずに挿入する方法であり，ヒダを越える方法とともに吸引や体位変換など，挿入に関するあらゆる技術と補助手段を巧みに使って盲腸まで挿入する一連の動作の総称である。常にスコープの軸を直線的に保ち，腸管を伸展させず，理想的な腸管軸を作りながら最短距離でスコープを進める（図12）。スコープの軸が直線的であれば，手元の動きを無駄なくスコープ先端に伝えることができる（図13）。屈曲した腸管にスコープを進める際に一時的に軸がずれることはあるが，ずれた軸を元に戻す操作を不断に行うことで両軸を保つ。それを怠り，軸をず

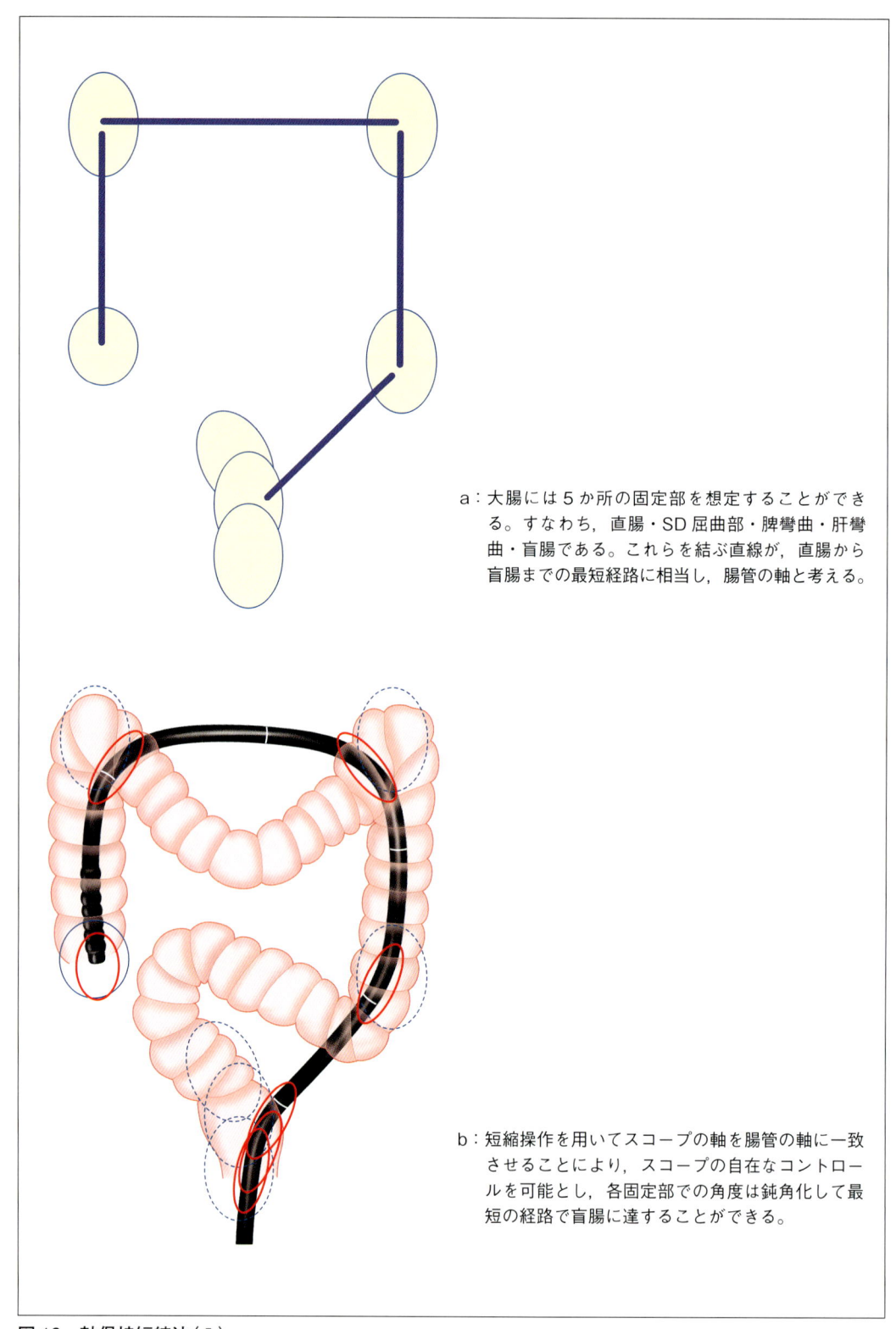

a：大腸には5か所の固定部を想定することができる。すなわち，直腸・SD屈曲部・脾彎曲・肝彎曲・盲腸である。これらを結ぶ直線が，直腸から盲腸までの最短経路に相当し，腸管の軸と考える。

b：短縮操作を用いてスコープの軸を腸管の軸に一致させることにより，スコープの自在なコントロールを可能とし，各固定部での角度は鈍角化して最短の経路で盲腸に達することができる。

図12　軸保持短縮法（Ⅰ）

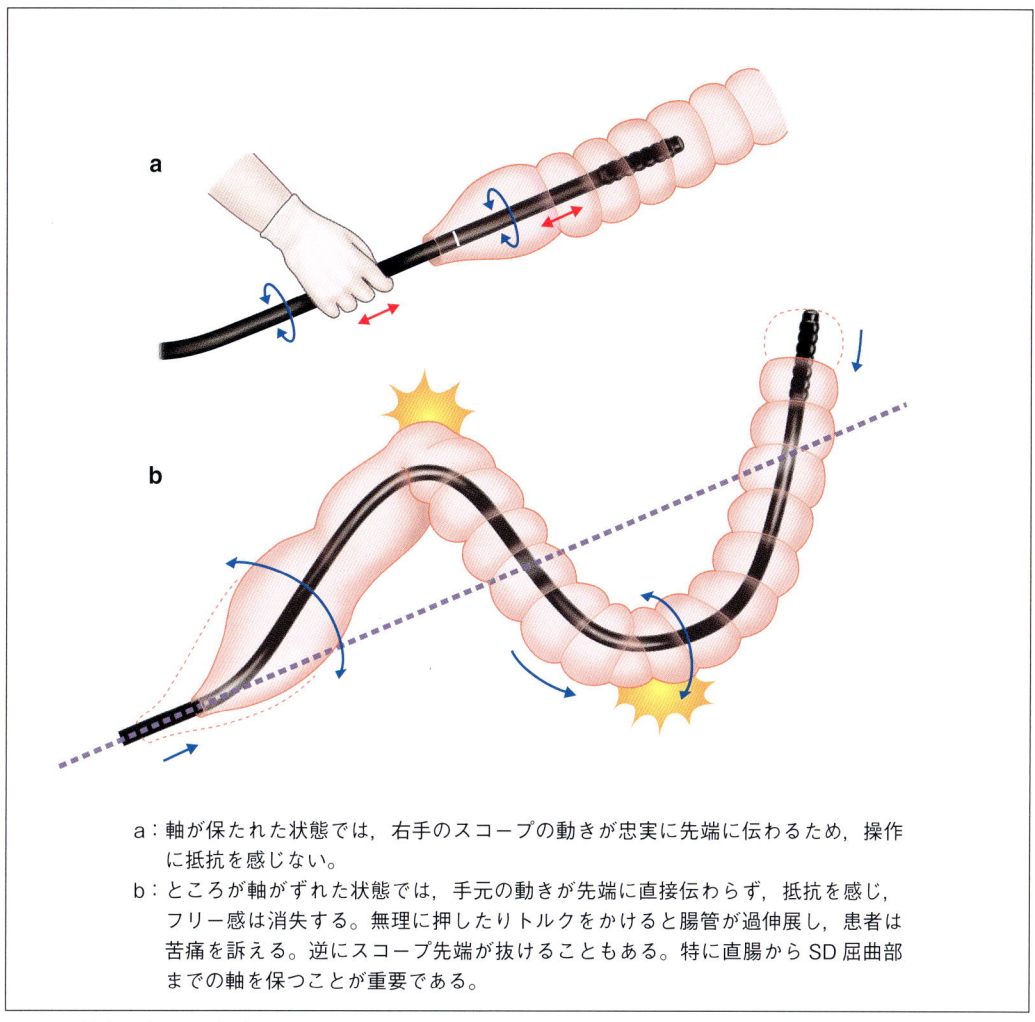

a：軸が保たれた状態では，右手のスコープの動きが忠実に先端に伝わるため，操作に抵抗を感じない。
b：ところが軸がずれた状態では，手元の動きが先端に直接伝わらず，抵抗を感じ，フリー感は消失する。無理に押したりトルクをかけると腸管が過伸展し，患者は苦痛を訴える。逆にスコープ先端が抜けることもある。特に直腸から SD 屈曲部までの軸を保つことが重要である。

図 13　軸保持短縮法（Ⅱ）

らしたままで挿入を続けることは避けなければならない。腸管を短縮するには，可能な限り push 操作を控え，随所でスコープを引き戻す（pull back）ことが重要である。

　屈曲部でスコープを過度に押すと，腸管が伸展しループができてしまう。土管状に見える管腔を押し進めようとすると患者は苦痛を訴え，次の屈曲はより一層強くなる。その結果，軸がどんどんずれてしまい挿入はますます困難になる。このように管腔を追いかけて挿入するのではなく，空気量の調節と，トルクとアングルの協調，pull back 操作などにより常に理想的な腸管軸にスコープ軸を合わせながら，進んでいく挿入法が軸保持短縮法である。

　軸保持短縮法において，「なるべくアングルをかけず，スコープを真っすぐ

(straight)に挿入し，トルクとアングル操作でスコープを側方にスライド（slide）させて屈曲部のヒダをクリアし，さらにpull backと吸引で腸管を短縮（shortening）し直線化していく」一連の動作を「3S Insertion Technique」と呼び，この3S Insertion Techniqueを展開する上で，腸管とスコープの環境を整える動作を「場をつくる」と言う．軸保持短縮法は，様々な操作・テクニック・補助手段を総合してなされるものであるが，これら「3S Insertion Technique」と「場をつくる」動作の不断の繰り返しであるとも言える．以下にこれらを具体的に解説する．

C. 3S Insertion Techniqueの概要

　大腸は屈曲部の連続する管腔臓器である．屈曲した腸管に直線的なスコープを入れる操作は，腸管の構造をよく理解して行わなければ大きなズレを生じる．大腸内視鏡の挿入において，各部位の屈曲部をクリアする方法は極めて重要なポイントである．屈曲部のヒダの手前まで腸管を伸展させないようにstraightにスコープを進め，アングル操作をほとんど使用せず側方（laterally）にslideしてヒダをクリアする．特に，後腹膜に固定されていない自由腸管であるS状結腸や横行結腸では，腸管が屈曲しておりpushすると伸展しやすいため，腸管を伸展させず，逆に短縮（shortening）することで腸管とスコープ軸を直線的に一致させる．3S Insertion Techniqueによる挿入の全体的なイメージは以下のようになる．

◆ **COLUMN** ◆

軸保持短縮法の起源

　大腸内視鏡挿入法は，軸保持短縮法が最も優れた方法であると考えている．短時間で，苦痛なく挿入するという目的を追求していくうちにこの方法に至ったのである．しかし，そこにはもう1つの要因がある．
　1990年頃，切除材料に対する実体顕微鏡でのpit pattern診断はほぼ確立されていたが，これをin vivoで行うために拡大内視鏡の実用化に着手していた．ごく初期の試作機は，先端硬性部が長く，曲げには大変弱く，アングル操作を過剰に行うとズームの調節機能が故障してしまい，業者に修理に出さなくてはならなかった．したがって，挿入時にはできるだけスコープを曲げずに直線化したまま病変に到達しなくてはならず，必然的にループを作らない挿入が要求された．必要は発明の母である．障害を前にしたとき，それに負けてしまっては前進はない．困難を乗り越えようとすることが進歩に繋がり，もう一段の高みに立つことに繋がることがある．

まず直腸の中 Houston 弁を越えたら左トルクで旋回し，送気を避け，吸引を行うことで空気量を抑える。3S Insertion Technique は S 状結腸からではなく，直腸から開始することに留意する。直腸 RS を越えたら今度は右に切り返す。このとき，スコープの挿入長は 10 cm 程度にとどめる。S 状結腸に入ったら，なるべく S-Top を上げないように straight insertion を行い，屈曲部の壁に接する前に laterally slide を行う。その際アングル操作をおさえ，スコープ先端を過度に屈曲させないようにするのがコツである。管腔を 3 時方向にもってきて，右へのわずかな laterally slide でヒダをクリアし，shortening により常に S 状結腸を骨盤方向に下げる操作をリズミカルに繰り返す。軸を保持したまま，挿入長約 30 cm で SD 屈曲部を越えたら，空気と液体を十分に吸引したのち，そのまま下行結腸を straight に進む。脾彎曲には 35～40 cm で到達する。横行結腸は最も長い部位であり，S 状結腸と同様に吸引を多用し，なるべく shortening することを心がける。S 状結腸とは逆に 9 時方向に管腔をもってきて，straight insertion と左への laterally slide を繰り返す。マラソンでいう折り返しのようなイメージで S 状結腸とは操作が逆になる。横行結腸中央部に到達したら，吸引によって腸管を引き寄せる相対的挿入を併用し，左トルクで肛門から横行結腸までを shortening し，そのまま肝彎曲に到達する。肝臓の blue spot を確認しながら，腸管軸とスコープ軸を一致させた上で，屈曲部まで straight に接近し，ゆっくりと右への laterally slide を行い，上行結腸にスコープを落とし込む。Bauhin 弁を確認し，さらにそれを越えて盲腸に到達する。

◆ COLUMN ◆

「心は熱く，頭は冷静に！」──内視鏡医のプロフェッショナリズム──

挿入がうまくできるようになったころに，「プロフェッショナルな大腸内視鏡医」とはどのようなものか，もう一度考えて欲しい。

苦痛を与えずスムーズに盲腸まで到達できることは言うまでもない。大腸疾患を深く理解し，病変の観察や取り扱いに熟練していることは必須で，正確な診断に基づいた最善の治療をマネージメントできなくてはならない。その上で，正確に分析を続ける「冷静さ」，診断や治療を臨機応変に行う「柔軟性」と，己の実力を知る「謙虚さ」，面倒なことでも最後まで逃げない「責任感」，患者を思いやる「優しさ」を備えていたいものである。

4 3S Insertion Technique の実際

　軸保持短縮法による大腸内視鏡挿入において最も重要なことは，腸管を伸ばさずにヒダをクリアすることである。腸管軸とスコープ軸の両軸を保ちながら straight insertion し，腸管壁と接する状態で laterally slide に移行する。そのまま push 操作を行うと腸管が伸びてしまいループの元凶となるため，スコープは push せず，わずかに側方に slide させて屈曲をクリアすることが重要なポイントである。すなわちＳ状結腸では右方向に，横行結腸では左方向に管腔をもってきて laterally slide にて，内角のヒダをつぶすように畳み込みながら，手前の腸管を shortening して挿入する（図 14）。

A. Straight Insertion

　屈曲した腸管に直線的なスコープを入れる操作において，straight insertion は最初の重要な要素である。吸引による相対的挿入でスコープを直線的に進め，壁に接する直前に laterally slide に移行する。この laterally slide で屈曲部をクリアするには，まずその手前までの腸管が肛門から直線化されていることが非常に重要であり，たわんでいる場合は pull back やトルク操作・吸引で腸管を必ず直線化してから straight insertion しなければならない。自由腸管であるＳ状結腸や横行結腸では，腸管を伸展させないように短縮し，腸管軸とスコープ軸が一致するように意識しながら直線的にスコープを進めてヒダをクリアする。Ｓ状結腸では管腔がモニター画面の右側にくるように，わずかにアップアングルをかけて右トルクを加える。逆に横行結腸では管腔を左側にもってくるようにして左トルクを加える。自由腸管のＳ状結腸や横行結腸ではこの基本形を維持することが特に重要になる。

◆ COLUMN ◆

pre-shot routine

　プロゴルファーでも，ショットのイメージや心の準備が整っていなければベストショットを打つことはできない。そこで，ショットに入るまでに毎回同じ動作をとることで，具体的なスイングと弾道をイメージしながら集中力を高めていく。これを『pre-shot routine』というが，内視鏡分野にも応用される考えである。状況に左右されず，常に 3S Insertion Technique を実践していくことは，大腸内視鏡挿入の神髄へ通じるところである。

4. 3S Insertion Technique の実際　39

① **S**traight insertion
手前を真っすぐにした状態で，ヒダの手前まで腸管を伸展させないように注意しながら，なるべくアングルをかけず，スコープを真っすぐに進める。

② **L**aterally **s**lide
トルクとアングルの強調操作でスコープを側方にスライドさせ，屈曲部のヒダをクリアする。

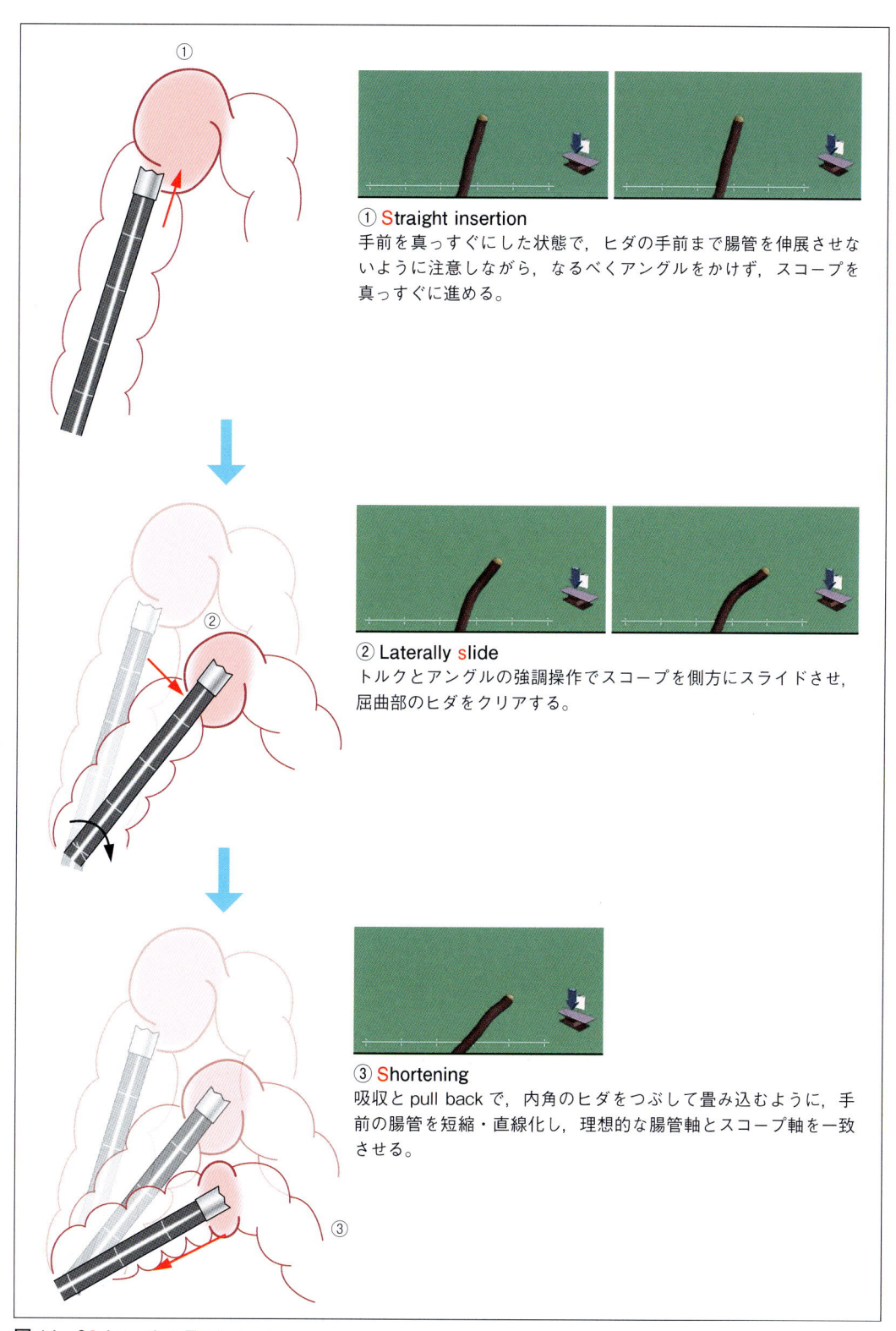

③ **S**hortening
吸収と pull back で，内角のヒダをつぶして畳み込むように，手前の腸管を短縮・直線化し，理想的な腸管軸とスコープ軸を一致させる。

図 14　3S Insertion Technique

B. Laterally slide

　腸管を伸ばさずにヒダをクリアするための最も重要なテクニックである。Straight insertion で壁に接近したら，さらに吸引・トルク操作・pull back を多用しながら場を作り，laterally slide の態勢を作る。腸管軸とスコープ軸が一致していることを常に意識して，側方へのわずかな slide を繰り返し，内角のヒダを次々とつぶしながら屈曲部をクリアする。スコープの軸が直線的になっていれば，手元の動きを無駄なくスコープ先端に伝えることができ，常に両軸が一致した状態を保持することができる。

　Laterally slide は，左手による先端のアングル操作ではなく，むしろ右手によるスコープの pull back とトルク操作により行うものと考えたほうがよい。S 状結腸ではスコープ先端にわずかにアップもしくはダウンアングルをかけた状態でトルクを加えると，先端が右に動くことは理解できるだろう。トルクとアングルの協調操作を感覚的にも技術的にも体得しておくことが望ましい。右手でトルクをかけながら，左手でごくわずかにアングルを動かし，全体としてスコープを側方に slide させて側面のヒダをクリアする。腸管のねじれが生じていない適切な場が作られていることがまず大切である。そして，S 状結腸では，アップアングル・右トルクで管腔を右方向にもってきて laterally slide するのが基本形である。横行結腸では，すべての操作がその反対になる。また，laterally slide と同時に pull back による shortening も行いながら次の管腔に入ることも多い。

C. Shortening

　Shortening は，トルクと pull back・吸引を組み合わせて，肛門から挿入先進部までのスコープ軸を理想的な腸管軸に直線的に一致させ，次の straight insertion につなげる操作である。また，shortening することで，先の腸管も手前に引っ張られて直線化されるため次の屈曲は緩くなり，先への挿入を容易にする効果もある。

　Laterally slide によりヒダをクリアした直後から，トルク操作と pull back により腸管を可能な限り短縮する。実際には laterally slide しながら軸を合わせつつ，同時に shortening の動作を行っていることも少なくない。Shortening している最中は常に吸引により，先の腸管にある余剰な空気を減らし，越えたばかりのヒダからスコープが抜けないように注意しながら軽く pull back する。さらに吸引を続け，次の管腔がスコープに覆いかぶさるように相対的挿入し，次の straight insertion につなげる。真っすぐ pull back して

スコープを直線化することもあるが，多くの場合は左右どちらかにトルクをかけながら，慎重に pull back する。クリアしたばかりのヒダをさらに畳み込む方向へトルクをかけることが基本であるが，逆のトルクをかけると有効に短縮・直線化できる場合もある。いずれにしても管腔を確認しつつ，右手でスコープの状態を感じながら，pull back してもスコープが抜けない方向へトルクをかけ，吸引しながら shortening する。

5 場をつくる

　軸保持短縮法は，3S Insertion Technique による直線的な挿入で，ヒダをわずかな laterally slide でクリアし，理想的な腸管軸にスコープ軸を合わせながら shortening して挿入する一連の動作である．この 3S Insertion Technique を展開する上で，腸管とスコープの環境を整えるための様々な操作を「場をつくる」と呼ぶ．これらは 3S Insertion Technique により挿入する前提条件を整えるとともに，その最中にも必須の事項である．大腸内視鏡挿入は，この"場づくり"と 3S Insertion Technique の技術のマスターに尽きると言っても過言ではない．

A. 至適距離

　腸管内ではどの部位においても腸管壁とスコープ先端の距離を適切に保つことが基本である．特に屈曲部では，突き当たりの腸管壁とスコープ先端との距離をいかにうまく保つかが非常に重要である．近すぎては視野がとれず，先の管腔がわからなくなる．視界をよくするために，引きすぎると抜けてしまい，空気を入れすぎるとヒダに届かなくなる．屈曲の前では，吸引で空気量をできるだけ減じつつ，これ以上引くと先端が抜けてしまうところまでゆっくり pull back して間合いを保ち（**図 15**），次の管腔方向を確認する．そして straight insertion でスコープをわずかに進め，laterally slide で内角のヒダをクリアし，わずかにトルクをかけてヒダをつぶすように shortening する．

　スコープ先端が腸管壁に接してしまうとモニター画面が真っ赤（いわゆる「赤玉」）で，次の管腔がわからなくなる．この状態で無理に押し込むと，スコープで腸管を過伸展させてしまい患者は苦痛を訴え，時に腸管穿孔の危険を伴う．また，スコープで粘膜を損傷してしまっては，微小な病変の発見を妨げることとなる．原則的に，管腔が確認できない状態でスコープを進めてはいけない．「赤玉」は厳禁であり，スコープをわずかに pull back して至適距離を保持しなければならない．この至適距離を保つことと air control は表裏一体の関係にあり，3S Insertion Technique を着実に行うための必須条件と言える．

B. Air control

　管腔を確認するためとはいえ，空気を入れすぎると挿入はますます難しくな

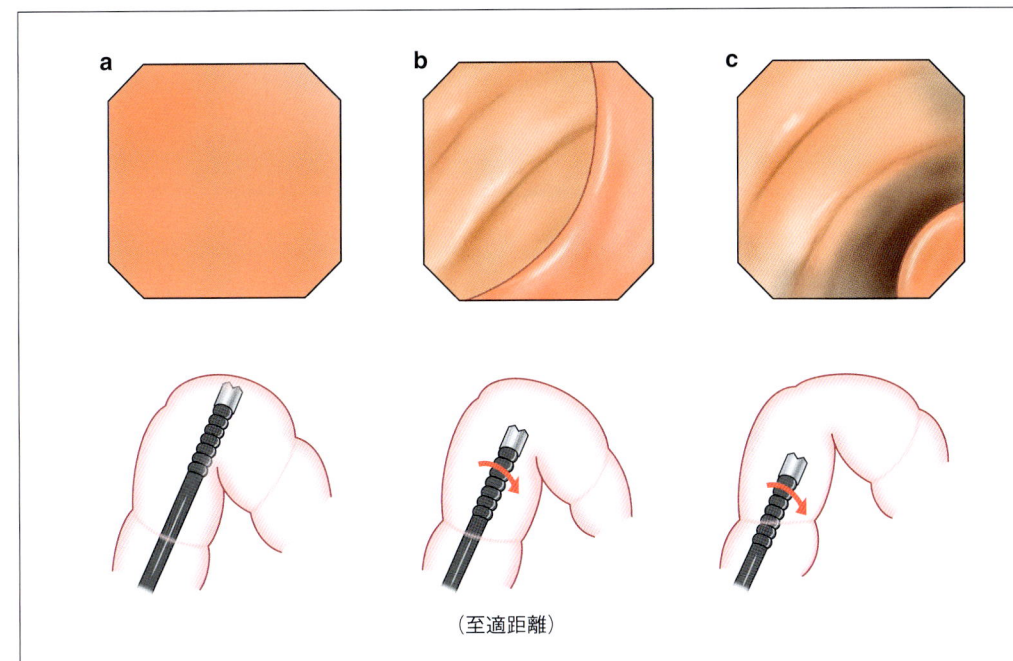

a：スコープの先端が腸管に近接し，視野が得られず，方向性もわからない。いわゆる「赤玉」である。
b：スコープ先端が内角のヒダをわずかに越し，次の管腔を見ながら内角のヒダをつぶすことができる。屈曲部とスコープ先端の至適距離が保たれているためである。
c：スコープを引きすぎると屈曲部から抜けてしまう。このままでは屈曲部を越えることはできない。

図15　至適距離

◆ COLUMN ◆

空気を制するものは‥‥

　「空気を制するものは大腸を制する……」と言ってもよいほど，空気量の調整，すなわち送気吸引は重要である。特に吸引は内視鏡挿入において相対的挿入（空気を減ずることによりスコープが内腔を進む現象）を可能とするばかりではなく，観察時，処置時と検査のすべてにわたり重要な意味を持つ操作である。しかしながら，不用意に吸引を行い粘膜を吸い込んだり，無駄な時間を費やしてしまうことが特に初心者においてよくみられる。通常のスコープ（オリンパス社製）では画面の右下に吸引孔（鉗子孔）が開いている。このため，水分の吸引ではやや下向きからやや上方にアングルをかけ，空気の吸引では上方にアングルをかけると粘膜を引きつけることが少なくなる。また，吸引ボタンも一度に最後まで押し込むのではなく，半押し程度の吸引を数回繰り返すのがよい。粘膜が画面に近接してきた瞬間でボタンを離すようにする。このように行えば，たとえ粘膜を吸い込んだとしても少しスコープ先端を動かすのみで粘膜を引き離すことができる。

る。送気が多すぎると以下の弊害が生じる。

①屈曲が強くなり，ヒダをクリアすることが難しくなる。
②腸管が伸展し，straight insertion や shortening が難しくなる。
③結果的に挿入を困難にし，挿入に時間を要する。
④空気で腸管を拡張させ，患者の苦痛を強くする。

したがって，なるべく少ない空気量で，ヒダの形や腸管壁の明るさなどの情報をもとにスコープを進める方向を見極めることが重要である。また，これら送気による弊害を軽減するために，吸収の早い CO_2 送気を用いることも有用である。

Air control は，正面の腸管壁との至適距離を保ちながら 3S Insertion Technique でヒダをクリアする際に非常に重要である。すなわち，腸管壁とスコープ先端の距離が近すぎるとヒダの位置関係・管腔方向が認識しづらく，遠すぎると straight insertion や laterally slide ができない。空気量を少なくし，先端フードを利用すると至適距離は保ちやすくなる。

C. 相対的挿入と吸引

こまめに吸引することで空気量を減らし，腸管を手前に縮める相対的挿入も重要な操作の１つである。屈曲部のヒダが見えているのにスコープが進まない場合は，スコープをただ押して先端を進めるのではなく，空気を吸引して腸管を縮めることにより，越えようとするヒダに近づく（図16）。この吸引による相対的挿入は，3S Insertion Technique のすべての場面で活用すべきである。

また腸管洗浄液や便汁が残っている場合は，これを吸引して管腔を確認しなければならない。特に下行結腸や上行結腸には液体が残っていることが多いが，液体と空気を吸引することで，その後の展開を容易にすることが可能である。このとき，モニター画面上のどこに吸引口があるかを確認した上で，至適距離を保ち，粘膜を吸引して発赤させないように十分に注意しなければならな

◆ COLUMN ◆

医学の art は観察にある

内視鏡を20万例以上やってきて，改良に改良を重ねて新たなものにチャレンジし，わかってきたことがある。それは"医学の art は観察にある"ということである。そして，最高の指導者は患者さん自身であるということである。多くの患者さんに早期癌を診させていただき，陥凹型腫瘍や LST を発見し，さらに発育形態分類や pit pattern 分類に繋がった。それらはすべて観察にあったと思う。

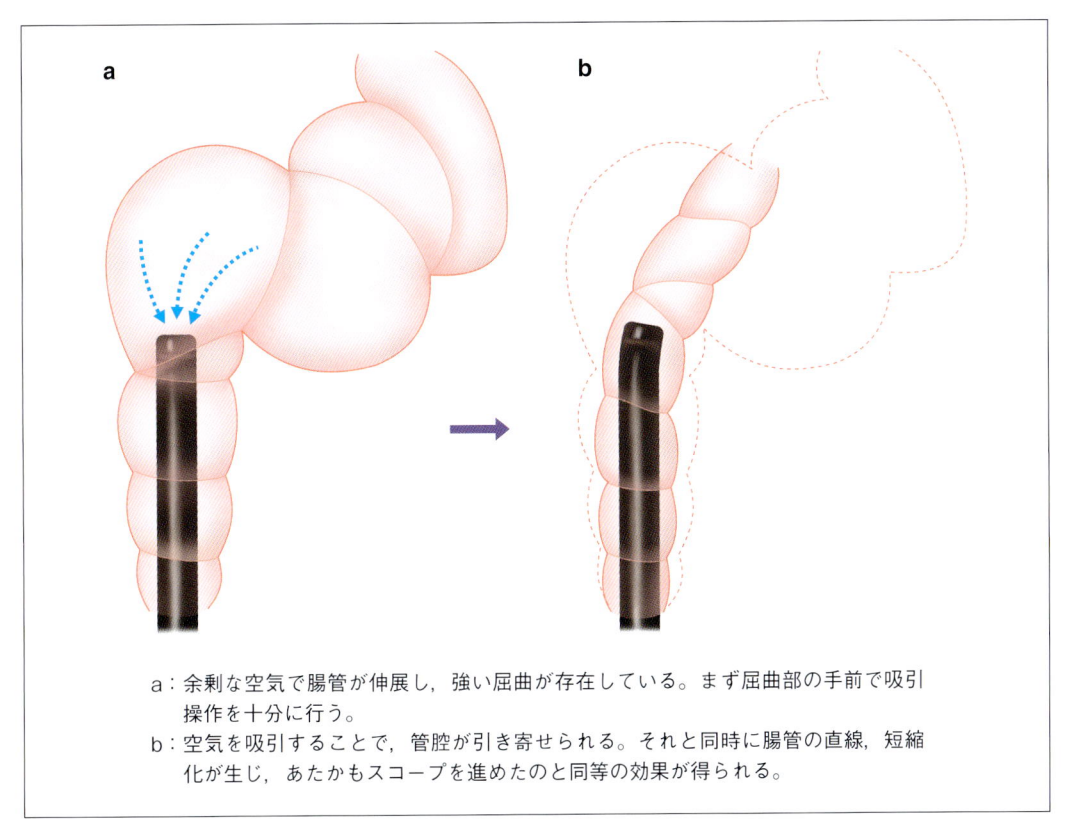

a：余剰な空気で腸管が伸展し，強い屈曲が存在している．まず屈曲部の手前で吸引操作を十分に行う．
b：空気を吸引することで，管腔が引き寄せられる．それと同時に腸管の直線，短縮化が生じ，あたかもスコープを進めたのと同等の効果が得られる．

図16　相対的挿入

い．これは，わずかな発赤で認識できる陥凹型早期癌を発見するためにも重要なことである．

D. フリー感

　　軸が保たれているかどうかは，挿入長やスコープのフリー感により絶えず確認する必要がある．スコープのフリー感とは，右手のスコープの動きが忠実に先端へ伝わる感覚のことであり，全く抵抗感を感じないスコープの状態を意味する．具体的には，右手でスコープを1cm押し入れれば先端が1cm進み，1cm引き抜けば1cm戻り，10度トルクを加えれば先端も10度回転する状態である．不自然なループや強いたわみ・ねじれができていると抵抗感があり，フリー感は消失する．スコープにフリー感があることが，肛門からスコープ先端までが直線化されていることを示しており，このフリー感を常に感じつつ，すなわち軸保持短縮がなされていることを確認しながら挿入することが重要である．挿入困難な場合ほど，フリー感を意識しながら挿入するべきであり，また同時に管腔のヒダの形状とスコープの挿入長にも常に注意を払い，現在挿入

している位置を常に正確に把握することも忘れてはならない（p.24 参照）。

E. 管腔方向

どんなに多くのトルクを必要としても，右へ180度，左へ180度回転すれば理屈上360度の方向をカバーできることになる。実際にはこれほどのトルクを必要とすることはなく，アングルとトルクの組み合わせにより，強い屈曲もクリアすることができる。屈曲の前では，常にフリー感がある状態をつくることが重要で，トルクをかけすぎている場合は，速やかにトルクを元に戻すように心がける。また部位に応じて管腔方向を意識する必要があり，S状結腸では右トルクをかけて3時方向に，横行結腸では左トルクをかけて9時方向に管腔をもってくることが基本である。その上でS状結腸では，右へ右へslideするようにshorteningしていく。横行結腸では逆に，左へ左へslideしながら進むように心がける。

スコープに一回転以上のねじれをつくってしまい，ハンドル部をグルッと一回転させてねじれを光源部のほうへ逃がす操作をする初心者を時に見かけるが，このような手技は感心できない。自動車のハンドル操作のように，スコープにトルクをかけたら，すぐに戻すように常に心掛けなければならない。体外のスコープのねじれも，こまめに解消しながら挿入することが重要である（図17）。

F. Jiggling

細かくスコープを前後に動かす操作を行うことによりスコープのフリー感を確認し，同時にわずかなループやねじれを解消することができる（図18）。

Jigglingが特に有効なのは自由腸管のS状結腸と横行結腸である。Jigglingを行いながら相対的挿入をするとさらに効果的である。

◆ **COLUMN** ◆

心気力の一致

相手のスキを認めた瞬間，間髪を入れず心が働き，技が生まれる。剣道では，この大切な心構えを「心気力の一致」という。「心」とは相手の状態を見極める平静な心の状態であり，「気」とはその心が活発に働いている状態を言う。そして，これに従って働くのが「力」である。この三者が一体になってこそ，臨機応変に動くことができるのである。

大腸内視鏡挿入も似ている。複雑に走行した腸では角度も異なり，蠕動や送気によりヒダの状態も刻々と変化する。適切な間合いを保ちながら心気力を一致させ，適切な場をつくり，素早くヒダを畳み込むことが大切である。

〈右トルク〉

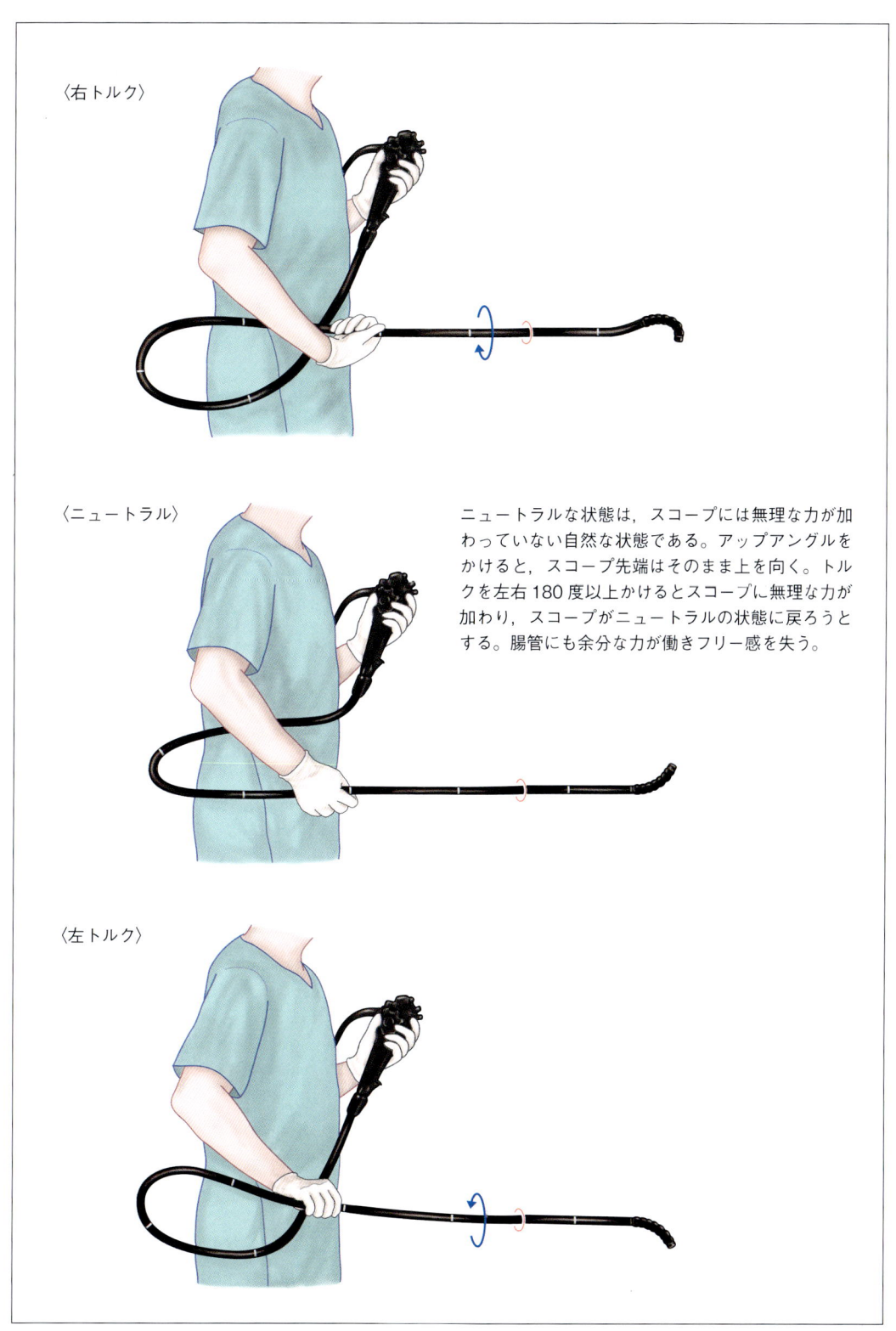

〈ニュートラル〉

ニュートラルな状態は，スコープには無理な力が加わっていない自然な状態である。アップアングルをかけると，スコープ先端はそのまま上を向く。トルクを左右180度以上かけるとスコープに無理な力が加わり，スコープがニュートラルの状態に戻ろうとする。腸管にも余分な力が働きフリー感を失う。

〈左トルク〉

図17　体外におけるスコープのねじれ

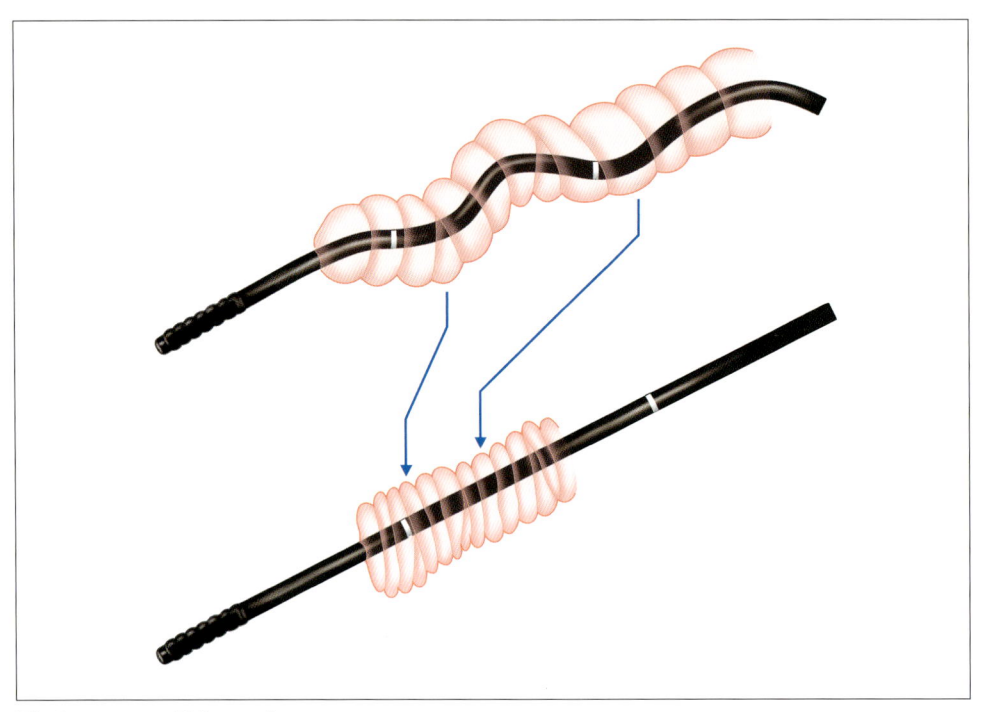

図18　Jiggling テクニック

6 軸保持短縮法の補助手段

　軸保持短縮法において最も重要なことは，理想的な腸管軸とスコープ軸を直線的に一致させ，腸管を伸ばさずにヒダをクリアすることであり，その中心をなすテクニックが，3S Insertion Technique である。これを展開するための条件を整えることが「場をつくる」で述べた事項であるが，その他にも，以下に挙げる「補助手段」を適宜利用することで，スムーズに挿入することができる。特に挿入困難例では，用手圧迫や体位変換を駆使することで，かろうじて 3S Insertion Technique でヒダをクリアできる場合が少なくないことに留意すべきである。軸保持短縮法はこれらすべての操作・テクニック・補助手段を自在に使いこなすことでなされるものである。

A. 先端フード

　腸管壁とスコープ先端の至適距離を保つために先端フードは有用である。先端フードを装着していると，前面の腸管壁とスコープ先端の間に一定の距離を保つことができるため，吸引を徹底しても視野が確保でき「赤玉」になりにくい。

図 19　先端フード（Wavy Cap；MSJ-Y0024）
腸壁と内視鏡先端面とが近づきすぎないようにすると同時に，先端フード自身が視野内へ侵入することをなくした点を特徴とする先端フード。フード突出部は，視野内への侵入がないよう視野領域に合わせて，フード突出部を部分的に切り欠いた形状となっている。

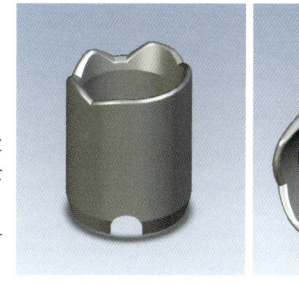

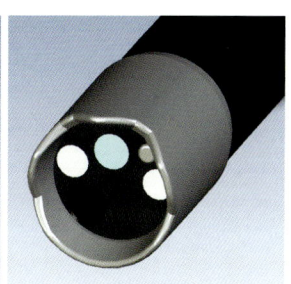

そのため air control が容易になる。また，フードによりヒダを掻き分けることができるため，laterally slide などの操作が容易になる。先端フードを使用することによる深部挿入率や病変検出率の向上が近年複数報告されている。

現在，われわれが使用している先端フードを図 19 に示す。このフードは右側と左側に突出部があり，laterally slide がやりやすくなるように工夫されている。その形状から通称「Wavy Cap」と呼んでいる。

B. 用手圧迫

3S Insertion Technique がなされている状況では基本的に用手圧迫は必要としない。しかし，様々な場面で介助者による腹壁の圧迫を効果的に使用することで，push 操作をすることなく 3S Insertion Technique でスムーズに挿入できる。例えば，スコープを進めても先端が後退するような paradoxical movement が生じる場合は，軸がずれてスコープがたわんでいる証拠である。このようなとき，スコープがたわまないように用手圧迫することで直線的な挿入をすることができる。できる限りスコープを pull back して腸管を短縮・直線化した状態から，用手圧迫をするのが基本である。

SD 屈曲部の屈曲が強い場合は，体の左側へ移動させるように左側腹部を圧迫すると効果的である。これにより後腹膜に収まっている下行結腸とその前方から連続するＳ状結腸との屈曲が鋭角になることを予防する（図 20）。また脾彎曲の屈曲が強いときも，左季肋部を外側から圧迫すると脾彎曲が体の右側に移動することで屈曲が弱くなり，越えやすくなる。脾彎曲以深に挿入する際にも有効である。Ｓ状結腸のたわみを抑えるために，右下腹部を骨盤腔側へ向け圧迫する。横行結腸が下方に伸展する場合には，臍下部から頭側へ向けて圧迫し横行結腸を持ち上げる。肝彎曲通過時には，Ｓ状結腸と横行結腸のたわみを抑えるため，臍部を圧迫する。

右側臥位・左側臥位の場合は，腹壁を下から上に持ち上げるように圧迫を加える。圧迫は手を広げ，手掌で広く圧迫を加え，手のひらに感じるスコープの

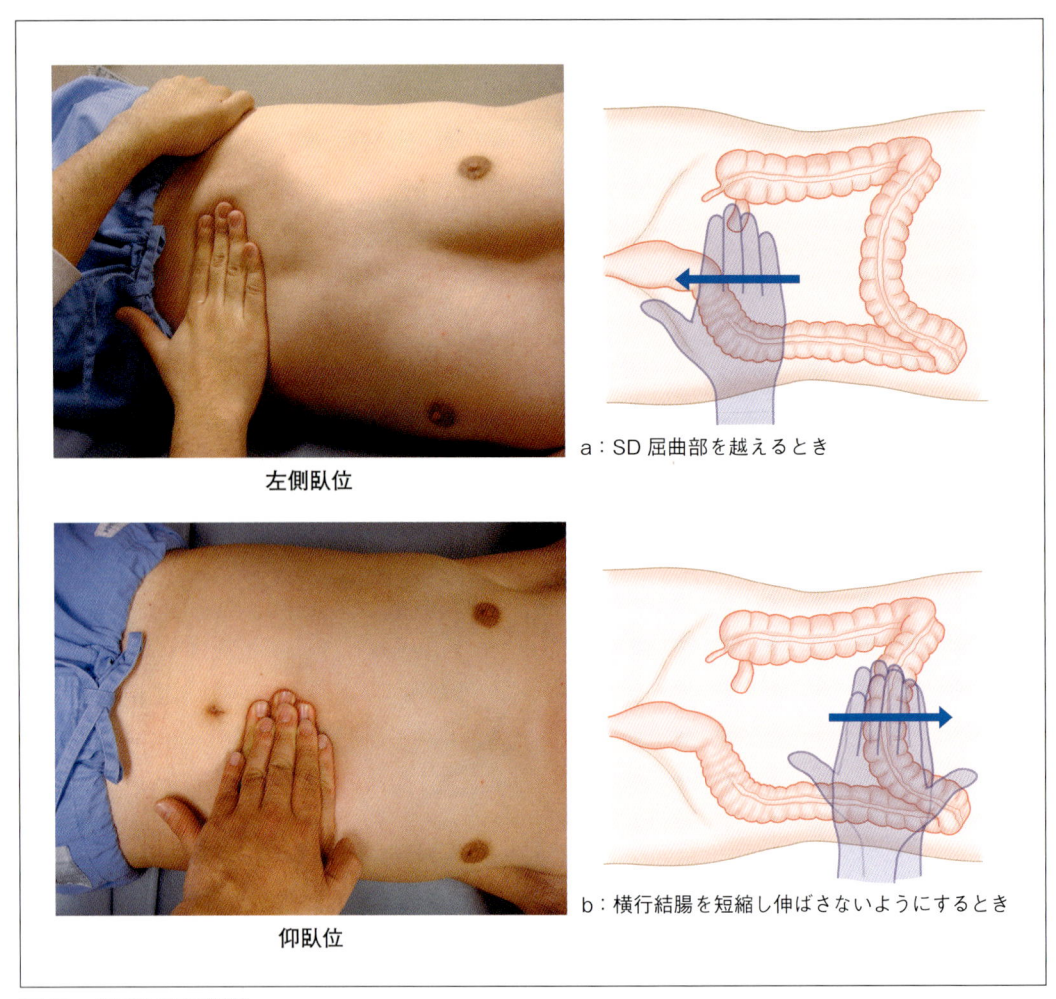

Ⅳ 大腸内視鏡挿入の基本的事項

左側臥位

a：SD 屈曲部を越えるとき

仰臥位

b：横行結腸を短縮し伸ばさないようにするとき

図20　用手圧迫の実際

　　盛り上がりを参考にして，最も効果的な圧迫部位を探す。慣れてくれば，的確な場所を初めから指先でさぐりあて効果的に圧迫を加えることができるようになる。また，介助者も用手圧迫中はモニター画面をしっかり観察し管腔の接近により，圧迫が効果的かどうかを判断し，効果がなければ圧迫部位を少しずつ変える。

C. 体位変換

　　多くの場合は左側臥位のまま盲腸まで挿入できるが，SD屈曲部，脾彎曲，肝彎曲などの屈曲が強いところでは，用手圧迫と同様に体位変換も有効である．空気の移動や，重力による腸管走行の変化により，屈曲部を開大させ，先の腸管がスコープに近づく効果を利用する（図21）．一般的に，脾彎曲までは左側臥位，脾彎曲から横行結腸中央部までは仰臥位，横行結腸中央部から上行結腸遠位部までは左側臥位，盲腸までは仰臥位が最も理にかなった体位である．S状結腸で屈曲の強い場合は，まずは左側腹部に用手圧迫を加えながらS状結腸をほぼ直線的に通過するようにするが，それでも挿入困難な場合は，仰臥位や右側臥位に体位を変換し，腸管の走行と重力の関係を利用して，屈曲部側に空気を移動させ，吸引を多用して3S Insertion Techniqueを行う．

D. 硬度可変

　　現在汎用されているスコープには硬度可変機能が搭載されている．これは，スコープの手元でシャフトの硬度を最も軟らかい0から最も硬い3まで変化させることができる機能である（図22）．硬い設定は，トルク操作などの力の伝達能に優れ3S Insertion Techniqueを行うのに適しているが，癒着例などで屈曲が強くpushせざるをえない場合は，ステッキ現象を起こしやすく患者に強い苦痛が生じる．軟らかい設定は，push主体の挿入において腸管の伸展負荷が分散されるため比較的苦痛を少なくできるが，逆に屈曲が多い腸管や肥満例などのたわみやすい腸管には力負けしてしまい，軸を保持することが難しい．通常，3S Insertion Techniqueでは硬度1から2に設定し，横行結腸からは2から3に変更し盲腸まで到達することが多いが，常に体格や癒着の程度によって適宜硬度を変更する．

◆ COLUMN ◆

大腸内視鏡の神様はいじわるか!?

　　大腸の走行は人によって千差万別である．初心者や中級者では，うまく挿入できる自分なりの方法をつかむと「ついに大腸内視鏡の挿入法の真理を発見した！」「ついに大腸内視鏡の神様が自分にほほえんでくれた」としばし幸福感に包まれることがある．ところが，その幸せは長くは続かないのが常である．大腸内視鏡の神様はいじわるだ．次に必ずその方法では入らない症例を用意して下さるのである．しかしこれはとりもなおさず，自分の未熟さのなせる技なのだ．失敗は成功の基である．その積み重ねが成熟した内視鏡医をつくるのである．

Ⅰ. 脾彎曲

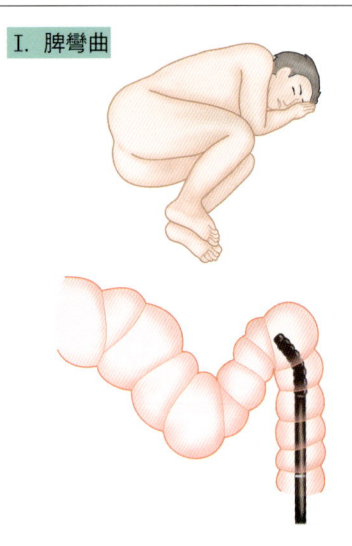

1. 左側臥位
左側臥位では重力による横行結腸のたわみで脾彎曲は鋭角となり，管腔のオリエンテーションがつきにくい。

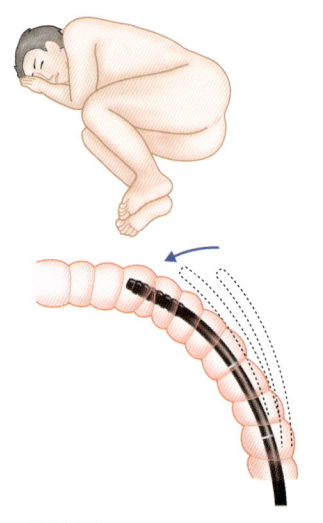

2. 右側臥位
右側臥位では空気が移動し，また重力で横行結腸のたわみは右側に移動する。その結果，脾彎曲は鈍角化し，視野が広がる。
右側臥位で空気を吸引し，少し押すとスコープの重みも加わり，さらに鈍角化しスコープ先端はスムーズに横行結腸に進入する。

Ⅱ. 横行結腸（中央部）

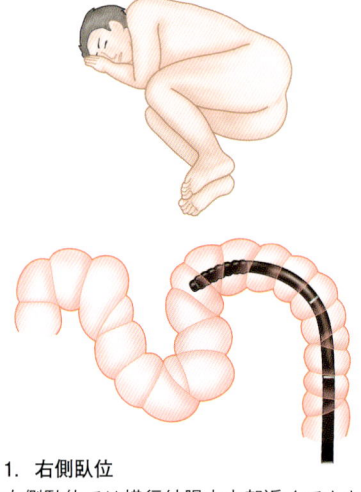

1. 右側臥位
右側臥位では横行結腸中央部近くでたわみによる屈曲が生じスコープの視野も不良となる。

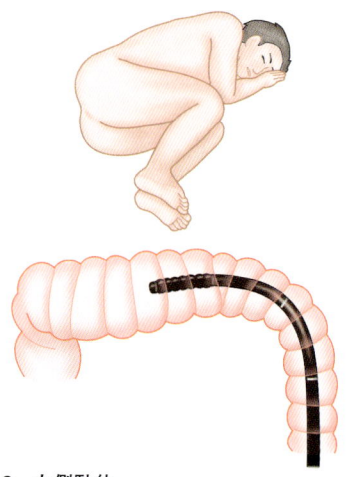

2. 左側臥位
左側臥位にすると重力により横行結腸のたわみが左側に移動する。このときスコープ軸と方向性を保ち，相対的挿入，スラロームテクニックでスコープに腸管をかぶせるように畳む。

図 21 体位変換による効果

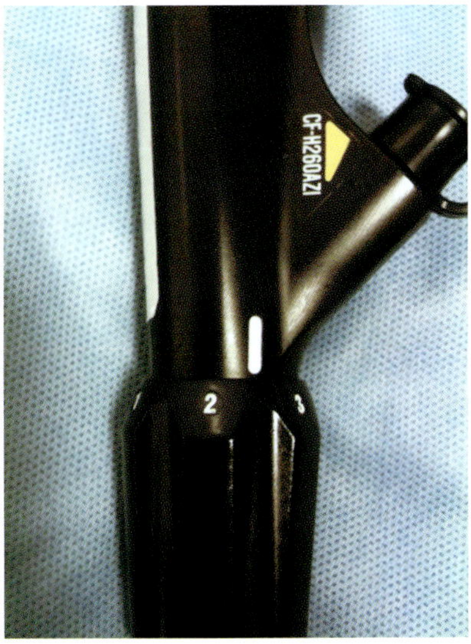

図 22　硬度可変機能

硬度 0
- 痩せ型で骨盤内に腸管が落ち込み 3S Insertion Technique での挿入が困難な症例
- 手術などによる高度癒着例

硬度 1~2
- 一般的な 3S Insertion Technique

硬度 3
- 高度肥満例など，S 状結腸や横行結腸が大きくたわんでいる症例

スコープの選択については，p.28 を参照されたい。

E. UPD システム

　X 線透視はスコープ先端の位置やループの解除を確認するために用いられていた。一人法が主流となった今日では，おそらく X 線透視を頼りに挿入している術者はほとんどいないと思われる。3S Insertion Technique を用いている限り，スコープのフリー感やたわみでループを感じ取ることができるため，X 線透視がなくともスコープの状況は把握できる。どうしてもスコープの状況を確認したい場合は，X 線を使用しない位置確認システム(UPD；

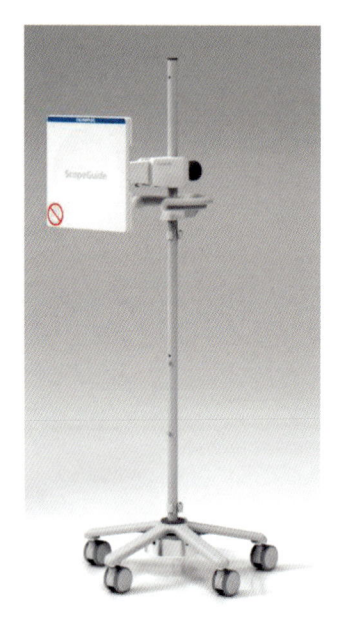

受信アンテナとスタンド

図23　UPD（Endoscope Position Detecting Unit）

Endoscope Position Detecting Unit）を使用する。腸管が伸びてしまう挿入困難例や，腹部圧迫などのアシストのために，UPDを使用してスコープの状況を把握することは，特に初心者では有用な場合がある（図23）。

◆ COLUMN ◆

止心―初級者の壁―

　剣道では機先を制することが大事で，いかに好機をつかんで「先（せん）」をとるかで勝敗が分かれる。ただ，「先」をとることにばかり気をとられていると，そこで心が止まってしまう。これを「止心（ししん）」といって，技の上達には大きな障害となる。
　これも大腸内視鏡に通じるところがあるだろう。早く挿入しようと心焦るばかりに丁寧なスコープ操作を怠り，腸を伸ばしてしまったり送気過多になったりして，結果的に患者を苦しめてしまったことは大腸内視鏡医を志すものであれば誰しも一度は経験したことであろう。自分の技術に応じたスピードで焦らずに挿入することが大切である。

◆ **COLUMN** ◆

内視鏡ライブデモンストレーション

　　挿入法に限らず内視鏡の技術は，目の前で見て学ぶことが最も重要である．世界では，カナダの"INTERNATIONAL COURSE ON THERAPEUTIC ENDOSCOPY"をはじめとして，香港，ブラジル，ドイツ，オーストリアなどで，大規模な内視鏡ライブデモンストレーションが行われている．ライブデモンストレーションとは，解説をしながら進めてゆく内視鏡診療の様子を，参加者が集まる別の会場の大型モニターにリアルタイムで映し出していくものである．与えられた症例をいかにスムーズにこなしていくか，難しい症例であればあるほど聴衆は勉強になる．われわれの施設でも，毎年，参加者が 500 名を超える内視鏡セミナー，"横浜ライブ"を行っている．会場の大型モニターに映像が映し出され，挿入法から内視鏡治療までをリアルタイムで放映する．ライブの良さは，その道のエキスパートの技術をすぐに自身の診療に活かせることであり，しっかりと内視鏡の技術を身につけた医師がそれぞれの活動場所で技術を伝えていく連鎖ができることである．横浜ライブは今や，世界中の内視鏡分野の関係者の誰しもが知るものにまで成長した．カナダのトロント，それに香港で開かれる同種のライブデモンストレーションとともに，「世界三大ライブ」と呼ばれている．

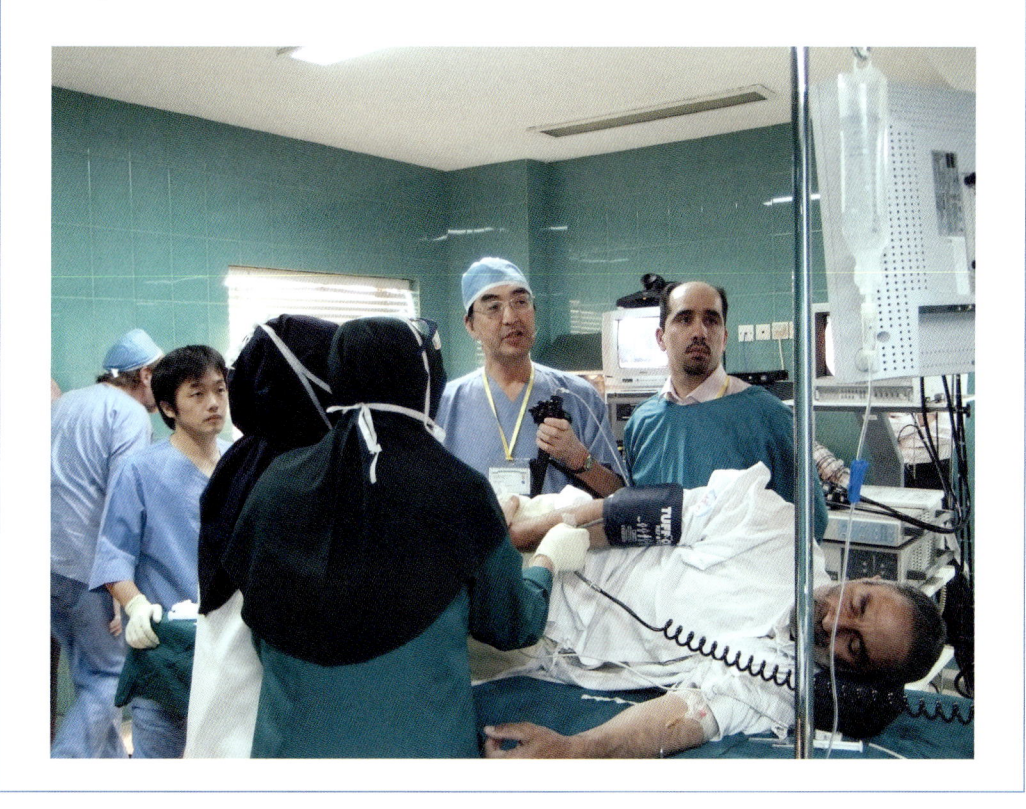

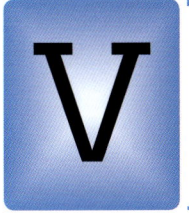

Ⅴ 大腸内視鏡挿入の実際

1 RS の越え方

　RS は解剖上，肛門側からみて半時計周りに旋回しながら S 状結腸とつながっているため，スコープはアップアングル・左トルクをかけて越えることが多い。そしてヒダを越えると，すぐに現れる右側のヒダを今度は右にトルクをかけて越え S 状結腸に入る（図 1）。

　RS を push で挿入すると，直腸と S 状結腸を伸ばすことになり，挿入が困

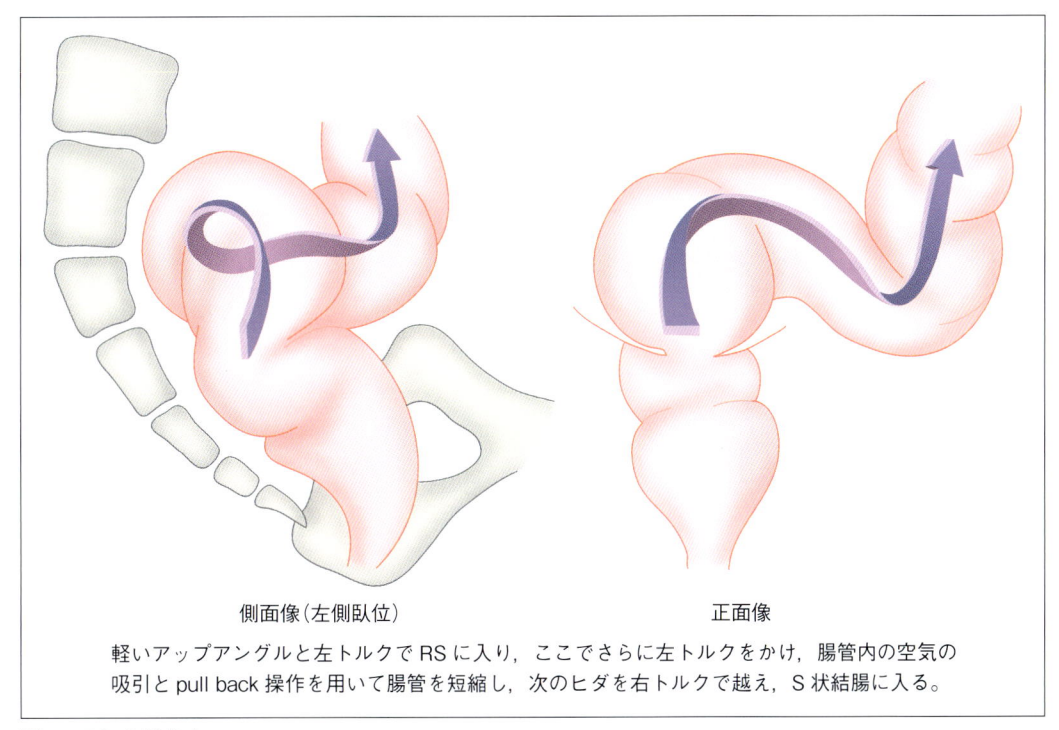

側面像（左側臥位）　　　　　　　正面像

軽いアップアングルと左トルクで RS に入り，ここでさらに左トルクをかけ，腸管内の空気の吸引と pull back 操作を用いて腸管を短縮し，次のヒダを右トルクで越え，S 状結腸に入る。

図 1　RS の越え方

難になる。

　癒着などの原因でこの部位の通過が難しい場合，仰臥位にして腸管の走行と空気のたまる位置を変化させることにより，挿入が容易になることがある。また，恥骨上部を用手圧迫することにより RS の過伸展を未然に防ぐことで挿入

◆ COLUMN ◆

ループ解除とは？

　ループやたわみを形成しないで十分 pull back しながら腸管を直線，短縮化して挿入することが理想だが，癒着が強い症例や腸が長い症例では，ループができてしまうことがある。ループを形成したままスコープを挿入すると，患者の苦痛が増大し，場合によっては穿孔などの偶発症が起きる可能性がある。そのため屈曲を越えた後，的確なタイミングで軸保持短縮の形に戻す必要がある。

　解除するためには，まず腸管内の空気を吸引し，スコープ先端が抜けないことを確認しながら pull back 操作をこまめに行って引いていく。その際には特に右回転，左回転と決まった方向があるわけではないため，左手のアングルとスコープを握る右手の感覚をたよりに，抵抗の少ないほうに回転させることが大切である。うまくループが解除できれば手元の操作が直接先端に伝わる感覚，いわゆる"フリー感"を感じ取ることができる。

◆ COLUMN ◆

こんなときどうする？　part 1

Q：RS を越えたところから pull back とスコープの回転により短縮を試みるが，なかなか短縮できないとき

A：挿入の際に短縮がうまくいかないとどうしても焦りがちではあるが，焦ってはいけない。必ず基本に立ち戻り以下の 4 点を心がけることが大切である。
①吸引を確実にして腸管内の空気をしっかり虚脱させる。
②体位変換や腹部圧迫を適宜利用し，腸管を重力に逆らわない方向に変えていく。
③腸管のねじれを是正する。そのために腸管の Haustra と tenia の走行を確認して内腔と tenia が直角になるようにする。
④肛門からスコープ先端までが直線化していることを常に意識して，トルク操作や pull back を多用し軸を保ちながら，1 つずつ丁寧にヒダを畳み込む。

　このようにパターン A で丁寧に軸保持短縮挿入することで屈曲が最小限になり，患者の苦痛も最小限にすることができる。

　ただし，これがどうしても不可能な場合には，S 状結腸の途中までスコープを優しく送りこみ，再び pull back 操作により直線化する方法，つまりパターン B による挿入を試みる。この際は一気に奥までスコープを送り込むのではなく，少しずつこの動作を繰り返す。なかにはいったん屈曲部までスコープの送り込み，軸合わせをしながらいったんスコープを引き戻す操作で S 状結腸が短縮できるようになる場合もある。スコープの送り込みはなるべく 40 cm 程度とし，患者が疼痛を訴えない程度に留めるべきである。

できる場合がある．しかし，その場合も必ずスコープのたわみのない状態にshorteningしてからS状結腸の挿入に取り掛かるべきである．つまり3S Insertion Techniqueは直腸の時点からすでに始まっている．

2 S状結腸，SD屈曲部の越え方

　直腸Rbと下行結腸は解剖学的にそれぞれ骨盤腔と後腹膜に固定されているが，S状結腸は両端を直腸とSD屈曲部の2点で固定された可動性のある自由腸管である．

　S状結腸が強く屈曲している場合，ついついスコープをpushしたくなるが，そこで安易にpushせず，3S Insertion Techniqueを用いてヒダを丁寧に越えることが重要である．見通しの良い管腔は，すでに多量に送気されている証拠であり，このような場合はair controlが必要である．スコープを短縮した状態で吸引すると，スコープの先端は粘膜面に近づく．至適距離を保ちながら次の管腔を探すには経験も必要であるが，それまでの挿入の過程と粘膜面のヒダの走行や光の明暗・反射などを頼りに，進むべき方向を瞬時に見定め，想定される方向へすばやくスコープを進めることが必要となる．至適距離を保った状態で次の管腔方向を予測する目安は図2のとおりである．

A. S状結腸の越え方の基本

1) スラロームテクニック(図3)

　直腸から脾彎曲までの左半結腸では，3S Insertion techniqueで1つのヒダを越えると，次のヒダは通常反対方向にある．したがって，1つのヒダを越え

◆ COLUMN ◆

トルクとアングルの関係

　患者を左側臥位にし，スコープを挿入した場合，トルクをかけずにアングルをアップにするとスコープ先端は患者の右側を向く．右トルクをかけていくとスコープ先端は腹壁側を経由して患者の左側へ向かう．逆に左トルクをかけると先端は背側から左側へ向かう．この動きを知った上で，挿入時に大腸の解剖を想起して欲しい．例えばRSでは腸管の走行は直腸からいったん背側に向かってから患者の左側にいく．よって，ここの挿入ではトルクをニュートラルから90度左トルク，アップアングルをかけてRSに入り，さらに90度左トルクをかけるとRSを伸展させることなく，S状結腸にスコープが挿入されていくことになる．術者は常に大腸の走行に合わせたトルクとアングル操作が要求される．

V 大腸内視鏡挿入の実際

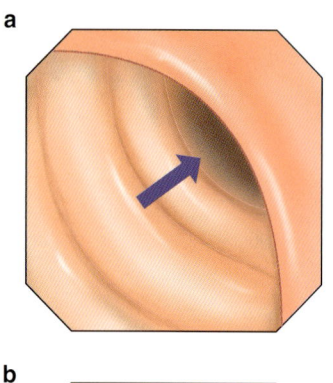

a：屈曲部で，ある程度スペースが保たれているときは，横走するヒダと直行する方向に管腔は展開する。

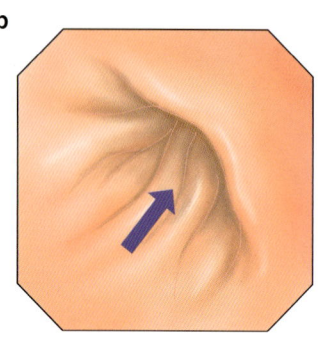

b：たわみやすい腸管などでは，屈曲部に縦走するヒダが出現することがある。この場合には，ヒダの縦走する方向が管腔の方向である。

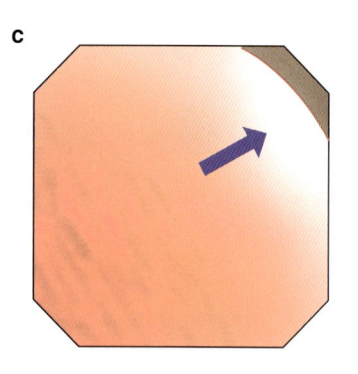

c：スコープ先端と粘膜との至適距離を十分に保てない場合には，光と無名溝を参考にして次のヒダを探す。

図2 管腔方向の予測
屈曲部の方向と，ヒダの状態，光のコントラストから，管腔方向を判断する

たら直ちにスコープを反対方向に向ける操作をリズミカルに繰り返すと，効率的に挿入することができる。このような方法は，腸管を直線的に短縮しながら回り道をせずにスコープを進めるもので，ヒダを1つひとつはじきながら前進する点で，スキーの回転競技（スラローム）に似ており，「スラロームテクニック」という名称がついている。Straight insertionによる準直線的な挿入が基本であるが，ヒダを次々と越えていく技術として用いられる。その際に重要なことは，air controlを忘れず，しかも至適距離を保ち，内角のヒダを1枚ずつ

2. S状結腸，SD屈曲部の越え方　61

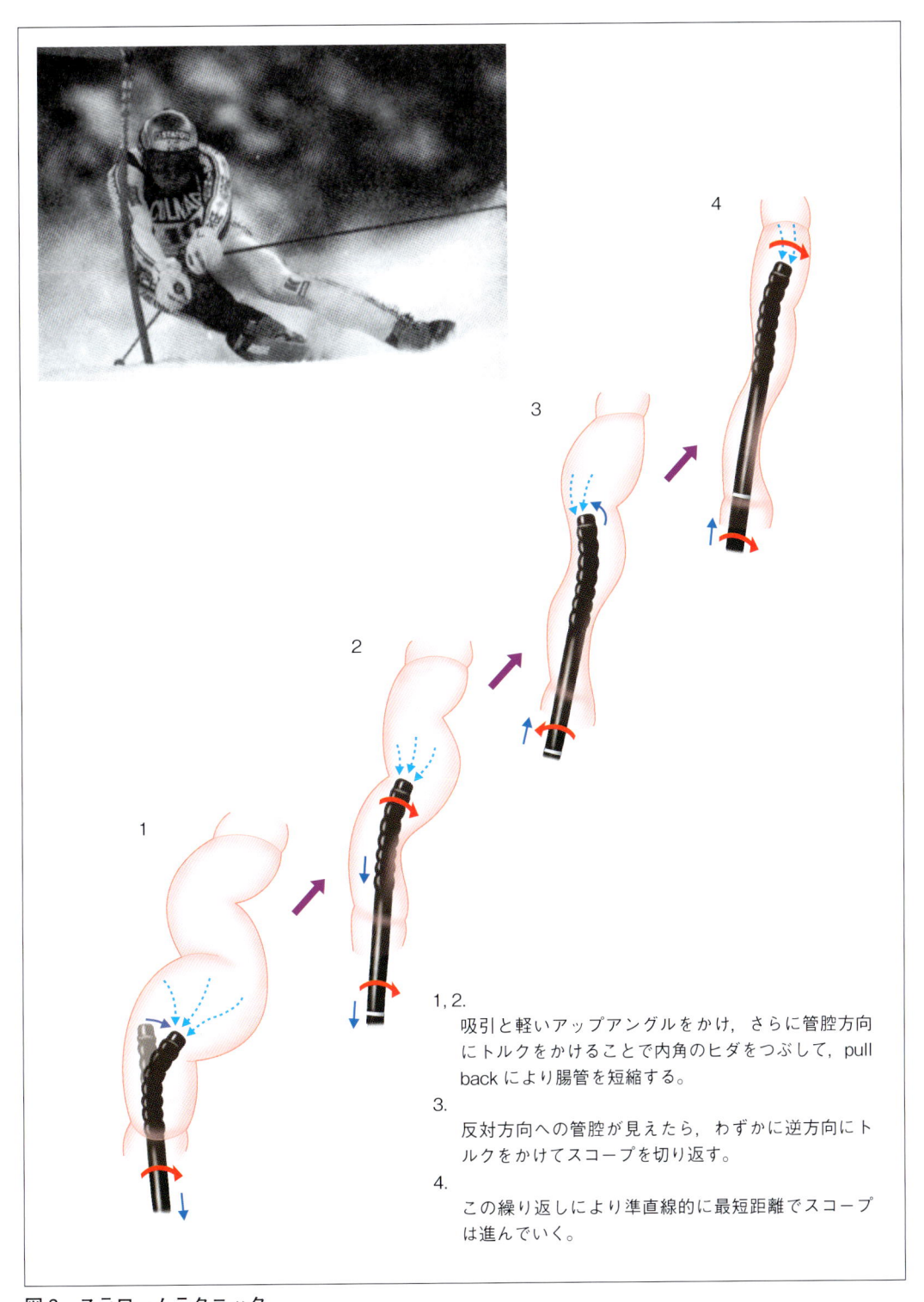

1, 2.
吸引と軽いアップアングルをかけ，さらに管腔方向にトルクをかけることで内角のヒダをつぶして，pull backにより腸管を短縮する。

3.
反対方向への管腔が見えたら，わずかに逆方向にトルクをかけてスコープを切り返す。

4.
この繰り返しにより準直線的に最短距離でスコープは進んでいく。

図3　スラロームテクニック
Straight insertionが基本であるが，ヒダを次々とリズミカルに越えていく技術として用いられる。

越えていくことである。

　特にS状結腸では，pushすることなく，laterally slideを主体とした挿入を心がけるべきである。S-Topを骨髄方向に下げるように常に意識しながら，十分な場をつくり，吸引による相対的挿入で小刻みに正面のヒダを引きつけながらスコープをlaterally slideさせ，次の管腔に入るまでトルクをかける。トルクだけで次の管腔に入らないときはアングル操作で微調整をするが，基本的にアングルやトルク操作は極力小さめに抑えることが重要なポイントである。

2）Right turn shortening technique

　意識的にスコープをpull backしながら右トルクを加えることにより，S状結腸を短縮・直線化しながらSD屈曲部を通過する方法で，一人法における最も重要なテクニックの1つとして，Shinyaにより提唱された[1]。しかし，近年，S状結腸にループを形成して下行結腸に挿入し，右トルクをかけながらループ解除する方法として紹介される場合も散見される。今日，右トルクをかけながらpull backすることに対して，広く「right turn shortening」という用語が当てられていることに留意されたい。

B．S状結腸の通過の3パターン

　S状結腸はS状結腸間膜が付着しており，腹腔内に固定されていないため可動性がある。そのため，S状結腸の走行には個人差がある。通常，管腔方向を右に捉えて3S Insertion TechniqueでS状結腸を通過することが基本であるが，それが難しい場合もある。ここでは，S状結腸の通過パターンを以下の3型に類型化した。

◆ COLUMN ◆

こんなときどうする？　Part 2

Q：S状結腸に憩室が多発しているときは？
A：憩室が多発している場合は，憩室炎後の癒着を伴っていることが多く，元々短縮しており，狭窄例が多い。さらに屈曲が強くspasticなことが多い。また残便も残りやすく，腸管内腔の認識が難しいこともある。
まずは通常通り軸保持短縮法を試み，決して過伸展せず，慎重に挿入する。
痛みを伴うことも多く注意を要する。スコープは，軟らかいものを選択するとよい。極細のPQを用いることも有用である。なお固有筋層の欠落する憩室は容易に穿孔するため，内腔と憩室の誤認には十分な注意が必要である。

1) パターンA（図4）

　S状結腸が比較的短く，腸管を伸展させることなく3S Insertion TechniqueでSD屈曲部に到達できる挿入パターンである。この場合，RSを越えると腸管は画面の右へ右へと展開していく。このときスコープは患者の左下腹部をSD屈曲部へ向かって直線的に進んでいる。右にトルクをかけながらpull backを繰り返すことによってS状結腸が次々とshorteningされ，SD屈曲部を意識することなく，挿入長25〜30 cmで下行結腸に到達することができる。日本人では約70％がこのパターンAで挿入できる。このパターンAを速くスムーズに行うコツは，いかに的確に管腔方向を捉え，適切な場をつくり，3S Insertion Technigueを展開できるかにかかっている。大腸内視鏡の挿入においては，送気を控えて至適距離を保ち，体位変換や用手圧迫を適宜利用して，まずはこのパターンAで挿入することを目指すべきである。

2) パターンB（図5）

　S状結腸が比較的長く，RSを越えた後，左へ左へと腸管が展開していくか，あるいは，右へ大きく伸びていく場合の挿入パターンである。

　左へ左へと展開する管腔を追いかけてpushを続ければαループを形成してしまう。右に大きく伸びる管腔をそのままpushすれば，Nループを形成してしまう。いずれにしてもこのようなときは，初めは管腔の走行に従ってある程度スコープを進めるが，途中で右トルクをかけながらpull backしてS-Topを骨盤方向に下げ，スコープ軸を理想的な腸管軸に合わせるように軌道修正しなければならない。

　パターンAとの違いは，一時的にある程度挿入してからでないとshorteningできない点であり，右トルクをかけながらlaterally slide, pull backを開始するタイミングが重要である。S-Topを骨盤方向に下げるようにpull backすることは，同時に手前の腸管をshorteningし直線化していることにもなっている。パターンBにおいては，過送気は厳禁であり，3S Insertion Techniqueを最大限活用して最終的には前述のパターンAの状態にもっていくことが重要である。

3) パターンC（図6）

　腹部手術後の癒着のある症例やS状結腸が非常に長い場合，あるいは，S状結腸の自由度が非常に高い「たわみやすい腸」で体位変換がどうしても必要な場合の挿入パターンである。

　高度癒着例では，スコープをpushしてからpull backしても容易に

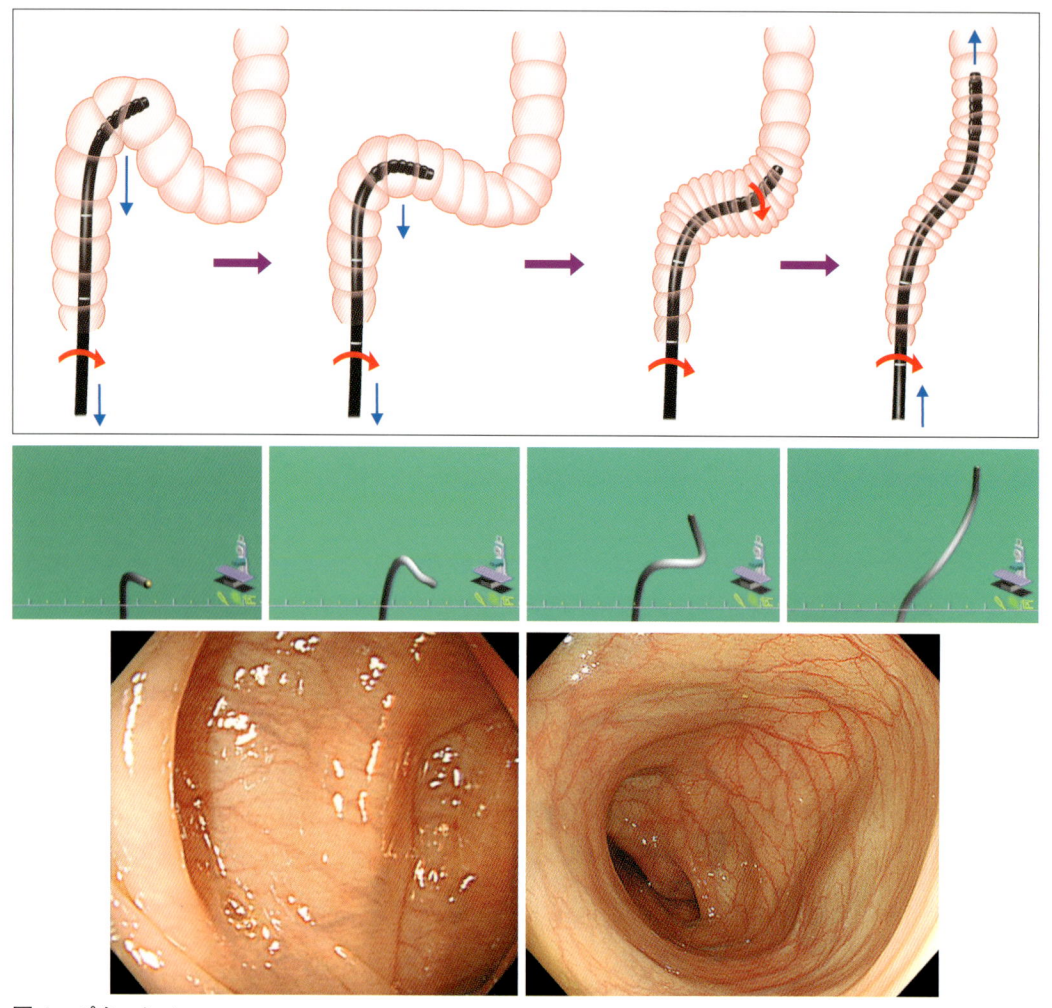

図4　パターン A
S状結腸が比較的短く，簡単な走行で容易に短縮可能なパターン。左トルクでRSに入り，straight insertionでS-Topに達した後は，右トルクとpull backでlaterally slideし，ほとんどSD屈曲部を意識することなく下行結腸に到達する。日本人の約70%がこのパターンAで挿入できる。

shorteningすることができない。抵抗を感じながら無理にpushすれば患者の苦痛も強い。そのため，最初からできる限り腸管を伸ばさないように吸引を多用し，最小限のアングルとトルク操作でヒダを越え，丁寧にshorteningして，できる限り手前の腸を直線化してから次に進む。腸管の走行を変化させるため，腸管自体の重みや空気の移動も考慮して，仰臥位や右側臥位に体位を変換し，効果的な用手圧迫を多用することも重要である。

　たわみやすい腸の場合には，pushで腸管を伸ばせばいくらでも伸びていくが，これは非常に危険であり，かつ下行結腸に到達することは難しい。やは

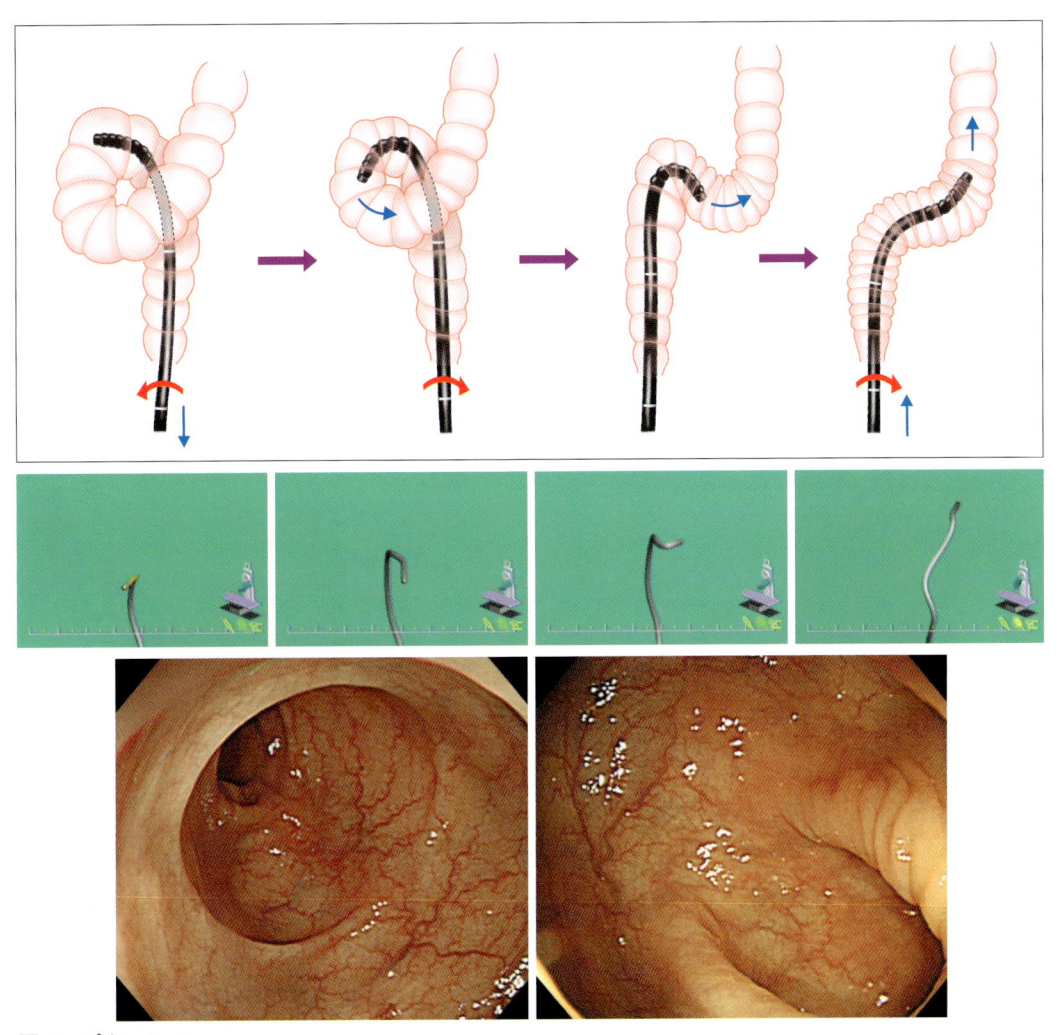

図5　パターン B
RS を越えた後，主に管腔は左へ左へと展開していきそのままスコープを挿入するとループを形成してしまうパターン。S-Top まで腸管を過伸展しないように挿入し，腸管内の空気を吸引しながら，S 状結腸を改めて短縮直線化し，パターン A に近づけた後，SD 屈曲部を越え下行結腸に到達する。

り，吸引による相対的挿入や体位変換・用手圧迫を多用して，頻回に場をつくる作業を行い，3S Insertion Technique に忠実に，丁寧な挿入を心がけなければならない。逆に，このパターン C では，軸保持短縮法で挿入しなければ，深部挿入が困難である。

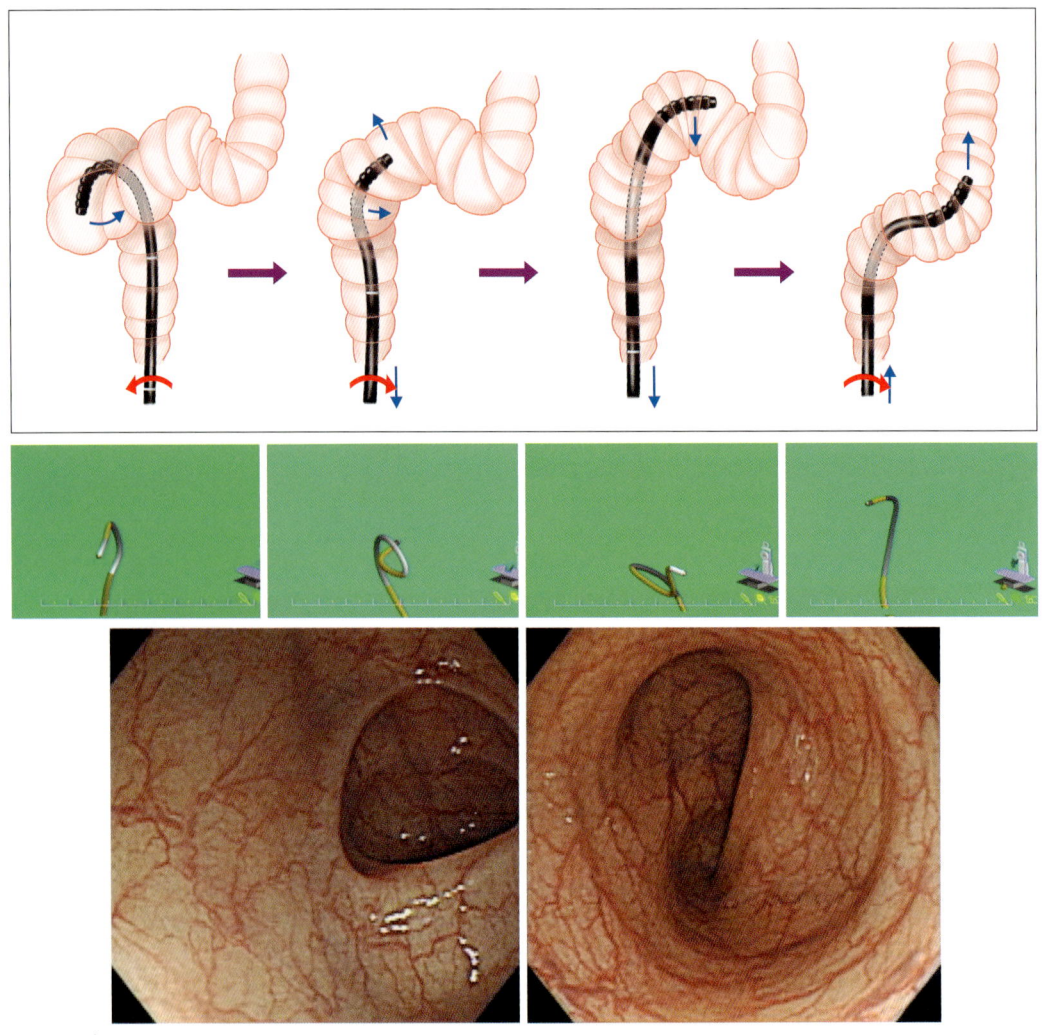

図6 パターンC

癒着のある症例やS状結腸が非常に長く体位変換が必須のパターン。S状結腸の直線化が困難なため1つひとつの屈曲部に対し，吸引を多用しながら，至適距離を保ち，ゆっくりと3S Insertion Techniqueで挿入する。特に癒着の強い患者では，屈曲部を越えた後は必ず吸引しながらpull back操作を行い，手前の腸管の短縮直線化を図る。上記の操作を丁寧に繰り返しながら下行結腸へ挿入する。このパターンCでは，ゆっくり確実なトルクとアングルの協調操作と，体位変換や用手圧迫などの場をつくる作業が重要である。

3 下行結腸から脾彎曲の越え方

　3S Insertion Technique で軸が保持されたまま SD 屈曲部を通過した場合，下行結腸は straight insertion あるいはスラロームテクニックで容易に通過できることが多い．その際，なるべく残っている液体や air を吸引して，下行結腸も短縮を心がけることが大切である．ここで air を大量に入れることは，次の横行結腸での挿入を困難にするため避けなければならない．

　スコープが直線化された状態で脾彎曲に達した場合，挿入長は約 40 cm である．挿入長が 60 cm くらいのときは，shortening が不十分であるか，S 状結腸でループを形成している．このような場合，たわみやループを解消しない限りそれ以深への挿入が困難となる．挿入長が長いときには十分に shortening し，S 状結腸の直線化を試みる．

　挿入長 40 cm で脾彎曲にあることを確認したら，左に旋回して脾彎曲を越えるが，まず右側に見える管腔に入り，すかさず左へトルクをかけて横行結腸に入ることも多い（図 7）．

　硬度可変機能がある場合は，脾彎曲から固めの設定にする．横行結腸から深部では左右のヒダが交互に出てくることはなく，ヒダは輪状につながっている．横行結腸では管腔は三角形に観察され，ある程度先まで見通すことができるため，横行結腸に入っていることを認識するのは比較的容易である．

◆ COLUMN ◆

不可能の反対語は可能ではない

　大腸内視鏡挿入は難しいと言われており，途中で脱落する初心者も多い．
　われわれの施設にはより優れた挿入法，診断学を求めて多数の若手医師が集まっている．最近は大学病院でのスーパーローテートを終えたばかりの 3 年目の研修医の入局も多い．つまり，ほとんど内視鏡を触れたことのない研修医達に大腸内視鏡の指導をするわけである．当然最初はスコープの操作もおぼつかず，挿入しては S 状結腸で上級医に交代するということばかりである．そんな後期研修医達も半年もすれば盲腸へ到達することができて，1 年も経つと pattern A の症例ではかなりの確率で盲腸まで到達できるようになる．指導体制が確立されている点が最も大きいが，もう 1 つは良質な大腸モデルがあり，研修に用いることで繰り返し何度も基本動作の確認ができる点があるだろう．大腸内視鏡は決して難しい技術ではなく，基本となる挿入理論と動作を習得できれば，ある一定のレベルまで到達できる．本当の上達はそれからである．不可能の反対語は熱意である．

① 脾彎曲手前でスコープを直線化し，フリー感と挿入長を確認したあと十分に空気を吸引し，アップアングルで右トルクをかけ，すぐに左に切り返す。

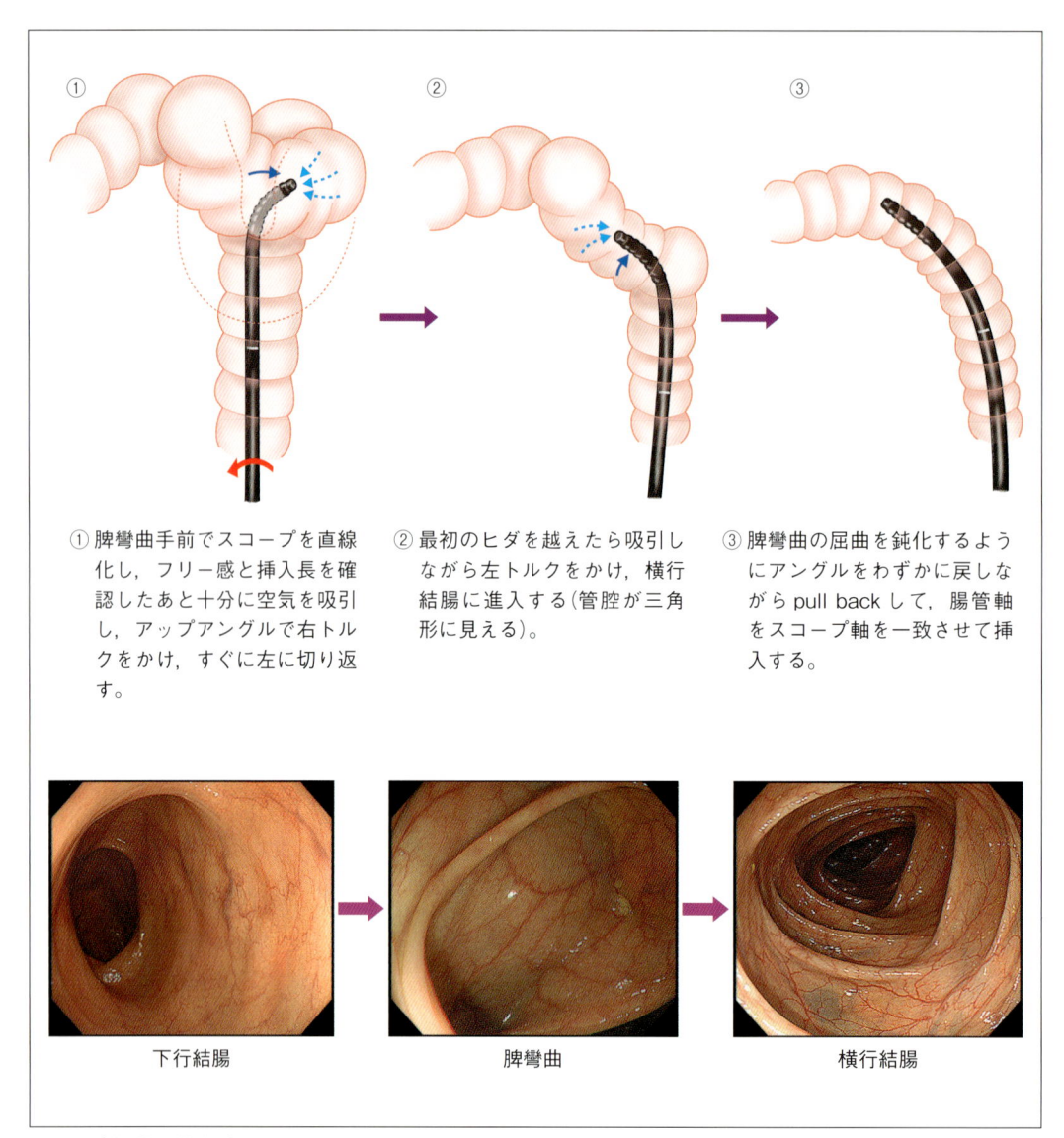

② 最初のヒダを越えたら吸引しながら左トルクをかけ，横行結腸に進入する（管腔が三角形に見える）。

③ 脾彎曲の屈曲を鈍化するようにアングルをわずかに戻しながら pull back して，腸管軸をスコープ軸を一致させて挿入する。

下行結腸　　脾彎曲　　横行結腸

図7　脾彎曲の越え方

4 横行結腸の越え方

　横行結腸は，管腔が三角形で筒状に抜けて見える。

　ここでは横行結腸を後腹膜側に押しつけながら，かつ頭側へ持ち上げるように進む。その際，S状結腸を伸ばさないように手前の軸を一致させ，吸引により可能な限り空気量を減じ3S Insertion Techniqueを行うことを忘れてはならない。管腔方向を9時方向にもってきて場をつくり，左方向へlaterally slideを行う。この方向性はS状結腸と逆である。わずかなダウンアングルをかけることもポイントである。

　横行結腸の中央部は強く屈曲しているが，手前の腸管軸とスコープ軸を一致させて，空気量を減じた場合，管腔は大体9時から11時方向に見えてくる。その管腔を確認しながら，左トルク・アップアングルをかけながら横行結腸中央部を通過する。続いて，吸引による相対的挿入とpull backで横行結腸遠位部をshorteningして肝彎曲に近づく（図8）。

　横行結腸での挿入は，左トルクが主体であるが，やはり3S Insertion Techniqueを確実に実践することが重要である。その基本操作を間違えなければ，比較的挿入は容易である。挿入が困難な場合は，まずは腸管自体の重みや空気の移動も考慮し，横行結腸遠位部では右側臥位に，近位部では左側臥位に体位を変換し，用手圧迫を併用する。どうしても軸保持短縮法による挿入ができないときは，左トルクをかけながらpushすることになるが，この場合，横行結腸でループを形成することがある。いったんループが作られると，S状結腸に比べ，後でループ解除することが難しくなるので注意を要する。

◆ COLUMN ◆

こんなときどうする？　part 3

Q：横行結腸の管腔が見えているのに，スコープを進めても近づかない，または遠ざかるときは？
A：試みるべきことは次の4つである。
1) S状結腸でたわみやループを形成しないよう十分pull backし，腸管を直線，短縮化する。
2) 介助者に腹部を用手圧迫してもらう。これはS状結腸でのたわみを防ぐためで，通常臍部を圧迫する。
3) 体位変換する。左側臥位よりも仰臥位が，仰臥位よりも右側臥位が挿入しやすい。
4) 軟らかいスコープはコシが弱く先端に力が加わりにくい。このような状況では，硬度可変を硬めにする。

横行結腸中央部を越えて左にトルクをかけながら，吸引しつつ pull back することで，スコープ先端は尾側から頭側に移動し，同時に腹側から後腹膜側に移動する。結果として横行結腸は短縮直線化され，スコープ先端は横行結腸中央部から肝彎曲に進むこととなる。

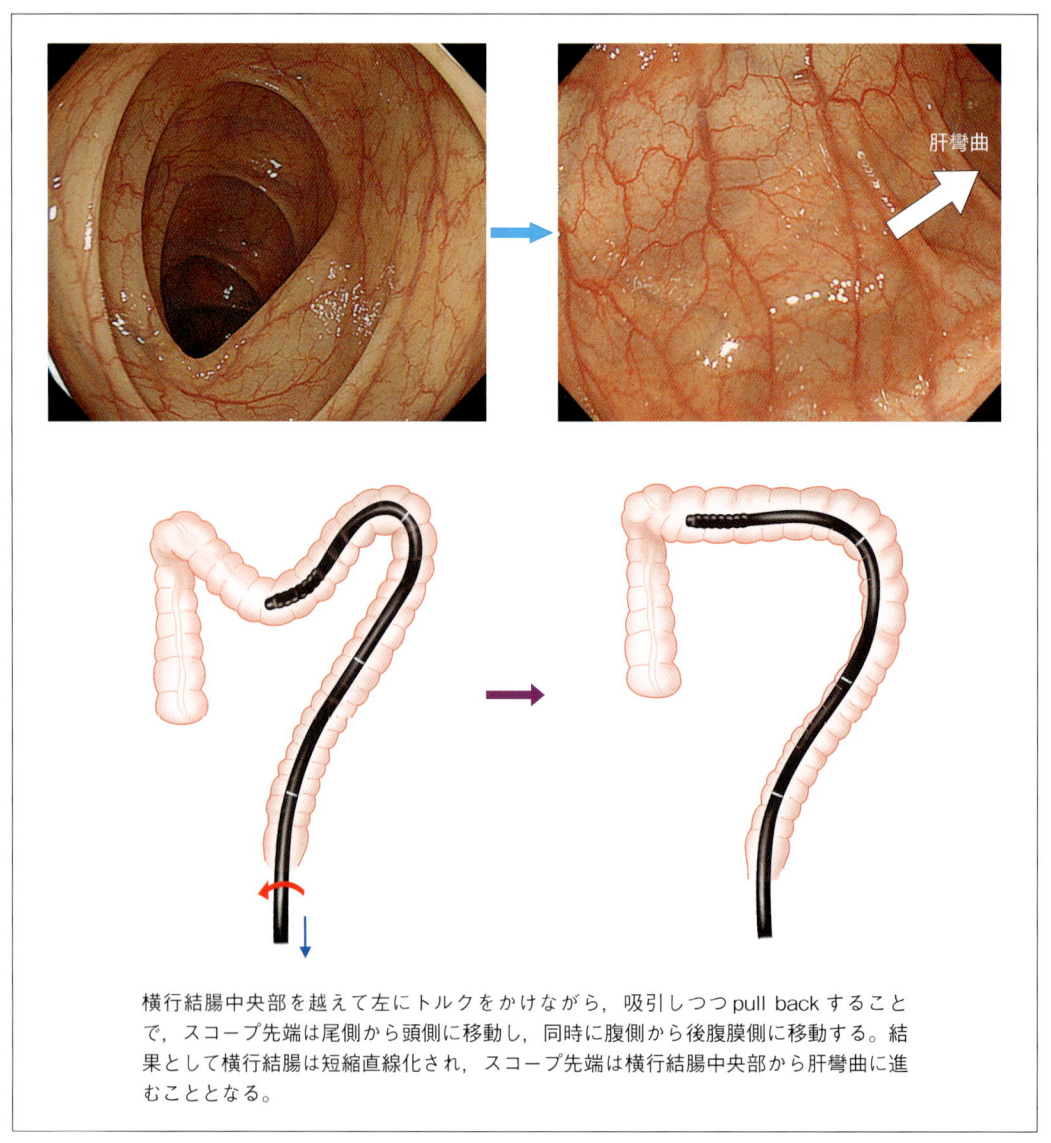

図8 横行結腸の越え方

5 肝彎曲の越え方

　肝彎曲は，肝臓が腸管壁を通して見えるいわゆる blue spot により確認でき，挿入長はおよそ 60 cm となる(図 9a)。

　肝彎曲に達したら，吸引しながら左トルクと pull back で手前の腸管を十分に shortening しておくことが重要である。多くの場合，straight insertion で blue spot の粘膜に接するように近づき，右トルクをかけ laterally slide にて上行結腸に入る(図 9b)。

　S 状結腸や横行結腸がたわむために先端が進まない場合，介助者による用手圧迫が有用である(「用手圧迫」p.49 参照)。通常，臍部を圧迫し，S 状結腸のたわみを抑えるとともに，短縮した横行結腸が再び伸びないようにするが，介助者は常に内視鏡画面を見て管腔が近づく点を確認しながら圧迫することも必要である(図 10)。また，左側臥位に体位変換し，肝彎曲に集まった空気や上行結腸にある液体を吸引することで状況が好転して，上行結腸へ容易に挿入できることもある。ただし，肝彎曲に至るまでの過程で多量に送気されていると屈曲も強くなり，スコープ先端に有効な力が伝わらないため，肝彎曲の通過に苦労することがある。挿入開始時からの通過腸管の air control はやはり重要である。

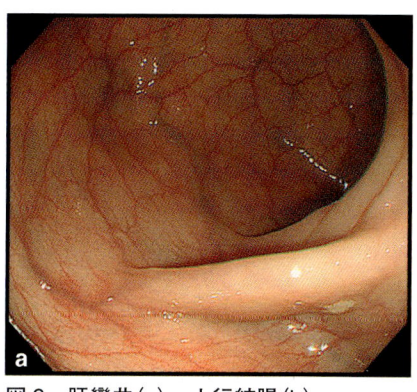

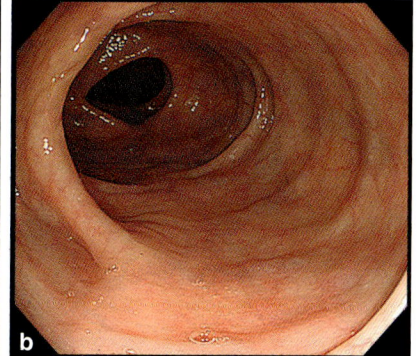

図 9 肝彎曲(a)，上行結腸(b)

a. 横行結腸を直線化する

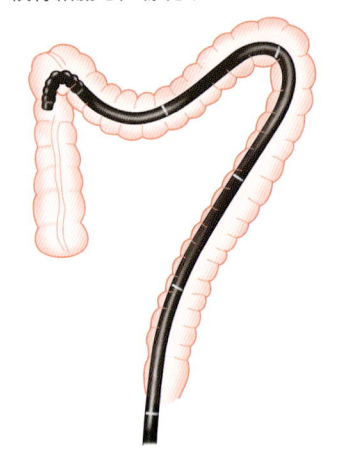

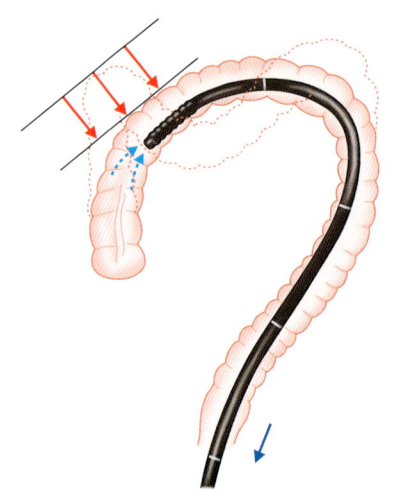

肝彎曲を越える場合に重要なことは，吸引とpull backである．それにより横行結腸のたわみが取り除かれ，肝彎曲が純角化するため，スコープ先端に有効に力が伝わる．bの操作により容易に上行結腸へ挿入することができる．

b. トルクとアングルの協調操作で，肝彎曲を越える．

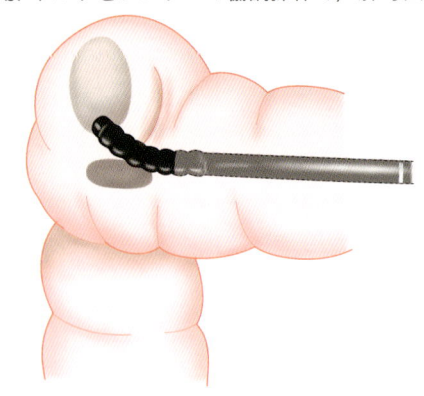

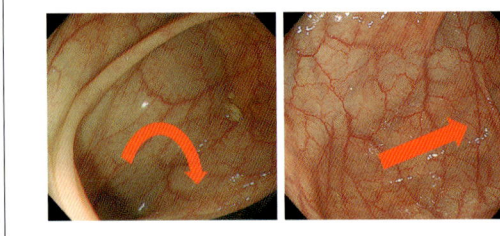

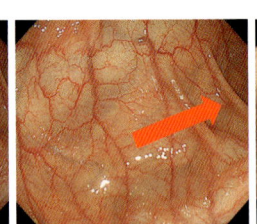

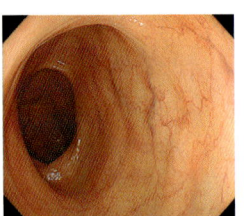

blue spot　　　肝彎曲　　　上行結腸

肝彎曲で十分に吸引した後，pull back操作で手前の腸管を短縮する．スコープ先端にアップアングルと右トルクを加えることで上行結腸へ進む．

図10　肝彎曲の越え方

6 上行結腸から盲腸

　軸保持短縮されスコープが十分に直線化されている場合，先端が上行結腸（図 11a）に入ったら，そのまま盲腸（図 11b）に到達できることが多い．上行結腸に入っていながらあと一歩のところで盲腸に到達しない場合は，手前にループを形成していないかをもう一度確認し，ループがある場合は直ちに解除する必要がある．ループが解除されると，上行結腸の空気を吸引することで盲腸が近づいてくる．また，肝彎曲の通過時と同様に，用手圧迫を加えることも有用である．左側臥位で肝彎曲を通過した場合は，仰臥位に体位変換するだけで盲腸まで到達できることもある．さらに，患者に深呼吸をさせて横隔膜を骨盤方向へ下げることでスコープが盲腸側に押し下げられ，盲腸に到達できることがある．

　盲腸への到達は，必ず Bauhin 弁と虫垂開口部を確認することによって行う．右下腹部の軽い圧迫により盲腸部が動くことを内側から確認する方法も補助的に用いるが，スコープ先端が横行結腸にある場合でも同じように管腔が動くことがあるので，この方法だけに頼ってはならない．盲腸挿入の確認はあくまでも特徴的な形態である Bauhin 弁と虫垂開口部を確認することが重要である．

　スコープ先端が盲腸へ到達したら，基本的に仰臥位にする．仰臥位にすることで盲腸に貯留する液体が上行結腸へ移り，盲腸全体の観察が可能となる．

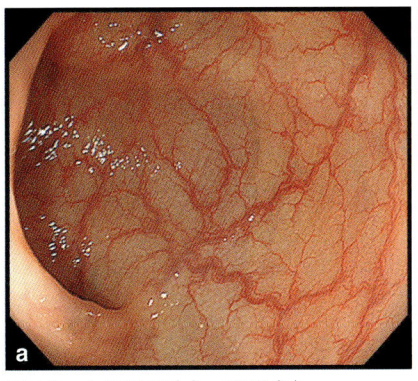

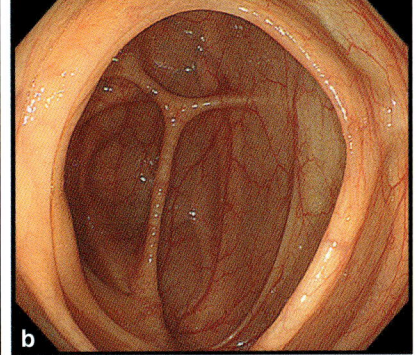

図 11　上行結腸（a），盲腸（b）

7 Bauhin 弁の越え方

　軸保持短縮法で盲腸まで挿入された場合，Bauhin 弁は，通常，盲腸の9時方向に観察でき，挿入長は70 cm 程度である．Bauhin 弁に必ず挿入しなければならないわけではないが，容易に挿入できる場合は終末回腸も観察することが望ましい．Bauhin 弁下唇を盲腸側からなぞるようにアングルをかけ終末回腸に挿入するが，それが困難な場合は，Bauhin 弁の位置を前もって確認し，盲腸や上行結腸の空気を十分に吸引して，確認した方向へゆっくりとアングルをかけて終末回腸に挿入する(図12)．

8 人工肛門からの挿入，観察

　人工肛門は下部直腸癌の手術や大腸閉塞の緊急減圧に際して造設されることがほとんどであり，主として左側腹部に造設される．近年，直腸癌の術後フォローアップを行う機会が増加しており，術後の再発や異時性大腸癌の検索のためには，人工肛門からの挿入は重要な手技となっている．通常，人工肛門は後腹膜を側方に這うように造設されていることを理解した上で，人工肛門からの挿入を開始する．

　基本的に，人工肛門からの挿入は仰臥位で行う．まずパウチを外し，腸液で患者の腹部が汚れないようにガーゼなどで人工肛門の周囲を保護する．続いて指診を行い，人工肛門の狭窄の有無を確認し，管腔の方向を確認する．時に癒着などで管腔が左側腹部へ向かっていないこともあり，注意が必要である．人工肛門に狭窄があり，痛みがある場合にはその狭窄に合わせて細径スコープを選択する．あらかじめ確認した方向へ向けてスコープを挿入するが，この際，検査台の高さは通常の検査時より低くしておいたほうが挿入しやすい．

　通常の挿入では，肛門を通過することでスコープが安定するため，肛門からの距離を長めにスコープを持って挿入するが，人工肛門の場合は，スコープが腹壁を越えないと安定しないため，最初はやや短めにスコープを持ち，注意深く管腔を確認しながらゆっくり挿入していく．腹壁を越えるまでは空気もたまりにくいため視野が取りにくいが，むやみに push せず，少し送気をしながら慎重に挿入する．10 cm 程度挿入すると腹壁を越えて腹腔内に入るため，スコープが安定し視野も確保される．そこで吸引し，スコープを長めに持ち直し

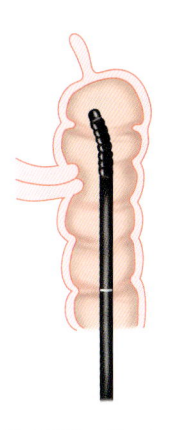

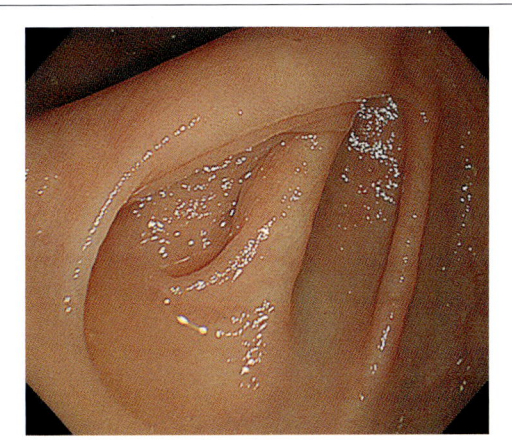

①虫垂開口部。Bauhin 弁を確認する。

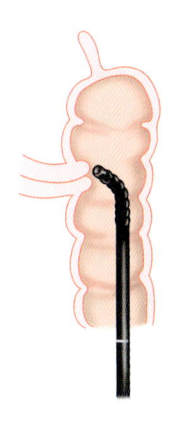

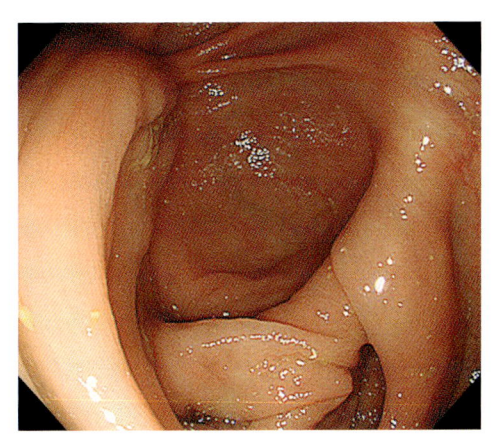

②確認したら，ややアップアングルをかけてスコープをわずかに引く。

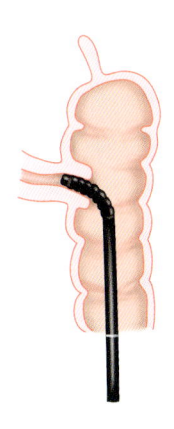

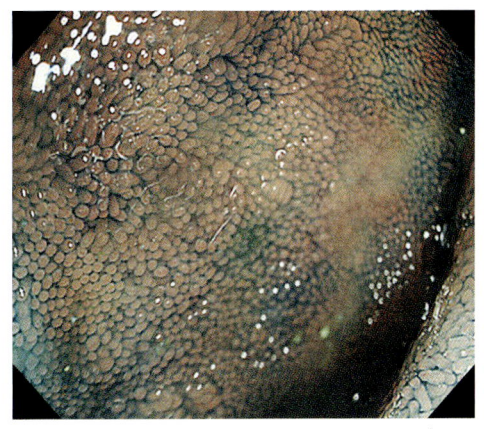

③スコープ先端が Bauhin 弁開口部に垂直に進入するように左トルクをかける。わずかにスコープを引きアングルを戻すことで，回腸粘膜を確認しながら，スコープを押し入れて終末回腸に入る。

図 12　Bauhin 弁の越え方

て挿入を続ける。この時点で人工肛門と下行結腸の固定部の間に腸管軸が完成されるため，以後の挿入は前述した横行結腸からの挿入法と変わりなく盲腸に到達することができる。軽度の癒着であれば，それほど苦労することはないが，しばしば癒着で腸管が強く屈曲していることがあるので，3S Insertion Technique で丁寧に挿入することが重要である。

　観察に関しては通常の検査と全く同様であるが，人工肛門の近傍までスコープを抜去してくると空気がたまらず視野が確保しにくくなり，スコープも抜けやすい。この時点で送気を多めにしながら，スコープをやや短めに持ち直して，ゆっくり抜きながら観察する。

9 レベル別注意点

A. 初級者のための大腸内視鏡検査—初級者が気をつけること

　いつどのようなときでもスコープを思い通りにコントロールできるように，内視鏡操作に慣れておくことが大切である。このことは上部消化管内視鏡と同様であるが，大腸内視鏡の場合には，右手はスコープを離さず，左手のみで自由に上下・左右のアングルを操作できるようにすることが非常に重要になる。腸を伸ばすことなく，確実に 3S Insertion Technique を行うには，トルクをかけながら左右のアングル操作をしなければならないこともある。初級者では上部消化管内視鏡を施行する機会のほうが多いと思われるので，そのときに左手で左右アングルを操作できるように習慣付けておくとよい。

　また，硬度可変スコープについては，硬ければ軸は保持しやすくなるが，わずかな push 操作でも痛みが生じやすい。軟らかいと力の loss が増えて軸保持は難しくなるが，患者への負担は少なくなる。一般的に，3S Insertion Technique に習熟すると軟らかいスコープでも軸を保持しながら挿入できるようになる。初級者は，少し硬めの硬度で挿入を行い，経験症例数が増えるに伴い，徐々に硬度を下げていくことを勧める。

　以下に，初級者が注意するべき事項を列挙する。

1) 体位変換

　S状結腸と横行結腸は固定されていないため重力の影響を受ける。挿入開始時の体位は左側臥位である。ほとんどの症例は左側臥位のまま盲腸まで挿入可能であるが，体位変換が必要な症例もある。例えば，RSからS状結腸への挿入時，左側臥位のままだと屈曲が強く，スコープ操作のみでは結果的に腸を伸

展させてしまう場合がある。そこでS状結腸に挿入したら，仰臥位・右側臥位に体位変換することで屈曲を軽減し，3S Insertion Technique を展開しやすい場をつくる。体位変換には時間を要するが，「急がば回れ」という言葉があるように，体位変換により条件を整えてから挿入したほうが結果的にはスムーズに挿入できることもある。3S Insertion Technique に習熟していない初級者は，腸管自体の重みや空気の移動も考慮して，もっともヒダをクリアしやすい体位を見つけ出し，丁寧に挿入することを心がける。体位変換する場合の代表的な挿入部位と体位を下記に記す。

・RS から S 状結腸：仰臥位，右側臥位
・脾彎曲〜横行結腸遠側：右側臥位
・横行結腸中央〜肝彎曲：仰臥位，左側臥位

2) 用手圧迫

　3S Insertion Technique により軸が確実に保持されていれば，腸を過伸展させることなくスコープを進めることができる。しかし，軸保持がどうしても難しいときや腸管が非常に伸展しやすい場合は，介助者による腹部圧迫を適宜利用することで有効に軸が保持できることが多い。圧迫が必要な状況としては，以下に挙げる場合が考えられる。

・S 状結腸が過伸展する場合
・SD 屈曲部の屈曲が強い場合
・脾彎曲を越えるときにS状結腸が過伸展する場合
・横行結腸中央部を越えるとき
・肝彎曲を越えるとき横行結腸が過伸展する場合

　初級者では，用手圧迫は基本的に腸の過伸展を防ぐために使用すると考えておいてよい。また，体位変換も同時に行うことで，より効果的な圧迫が可能となることもある。

3) Air control

　「空気を制するものは，大腸を制す」という言葉通り，大腸内視鏡検査全体において，送気しすぎないように心がけることは非常に大切である。挿入時は送気の設定を必ず「弱」にしておく。吸収の早い CO_2 送気を用いるのも有用である。

過剰な送気は，患者に苦痛を与えるだけでなく，拡張や伸展のため腸管の屈曲を強くして挿入自体の難易度をあげる．管腔方向が予測できる程度の最小限の送気が望ましい．また，液体や空気の吸引は3S Insertion Techniqueに必須であるが，画面5時方向に吸引口が位置することに注意し，粘膜の吸引は避けなければならない．

4) トルクとアングルの協調操作

　3S Insertion Techniqueを行う上で，右手によるトルク操作とスコープの出し入れ，左手による上下・左右のアングル操作の協調が重要である．これらは，自動車の運転のように，条件反射的に自在に操作できなければならない．

　アングルは固定装置を使用せず，指でしっかり固定する．上下アングルを動かさずに左右アングルを操作することもしばしばある．アングルをロックしてしまうと，知らないうちに腸管に力がかかるため，時として穿孔につながるので注意を要する．

　また，屈曲部でアングルをかけすぎるとスコープ軸が大きくずれてしまい，次の屈曲をより強いものにする．知らないうちにアングル操作を多用する悪い習慣がついた内視鏡医も多いと思われる．Laterally slide する際には多少のアングル操作は必要であるが，あくまでstraight insertionが基本であり，初級者はアングルを多用する癖をつけないようにするべきである．したがって屈曲部を越えてshorteningする際には，すかさずアングルを元に戻しながらpull backし，理想的な腸管軸とスコープ軸を一致させる．トルクやアングルは，自動車のハンドルと同様に，かけ過ぎず，一度かけたらすぐに元へ戻すことが肝要である．

5) Pull back

　主にpushで挿入する上部消化管内視鏡とは異なり，大腸内視鏡では，pull back操作が重要である．初級者はこの概念を肝に銘ずるべきである．正確には，トルクをかけながらpull backすることで腸管をshorteningしている．実際にUPDシステムを見てみると，トルクとアングルの協調操作でスコープが抜けないように，少しずつスコープを手前にpull backして，わずかなたわみを解消しながら挿入していることがよくわかる．

　伸びやすい腸管ではpush操作だけでは容易にループを形成し，軸を保持することが困難になる．一度UPDシステムを体験することを勧める．自分では全くpushしていないと思っていても，腸管が伸びてループが形成されていることは少なくない．また初級者には，スコープをpushしている際に腸管から

受ける抵抗の強さを正確に判断することは難しい。奥に挿入することに焦ってむやみにpushすることは，患者に苦痛を与えるだけでなく，粘膜損傷や穿孔を来たす危険がある。特に，硬くて太いスコープを用いる際には，十分な注意が必要である。初級者は，くれぐれも腸管を伸ばさないように意識し，常にpull backを心がけることが重要である。

6) 挿入長と位置確認

必要以上のpushを回避する方法として，例えば，30 cmで越えるべきSD屈曲部に到達するまでは50 cm以上は入れない，とcritical length（危機的挿入長）をあらかじめ決めておくことも大切でもある。これにより，複雑なループ形成や腸管穿孔を事前に避けることができる可能性が高い。特に初級者では，いったんできあがったループの解除は困難であり，挿入長を頻回に確認する必要がある。

また，一般的に初級者には，管腔の形からスコープ先端の位置を推定することが難しい。したがって，スコープ先端の位置を把握するために，各部位での挿入長を知っておくことが有用である。下記におおまかな挿入長を記す。

・RS：10〜15 cm
・SD屈曲部：30 cm
・脾彎曲：40 cm
・肝彎曲：60 cm

ただし，下行結腸が後腹膜にしっかり固定されていない場合には，shorteningすると肝彎曲での挿入長が40 cmということもあるので注意が必要である。

◆ COLUMN ◆

過送気は術者の首を絞める

腸管の屈曲が強く挿入が困難なときに，管腔を捕えようとしてどんどん送気を行うことは，結果的にこれから挿入していく奥の腸管の屈曲やねじれをますます増強させることになる。過送気はゴム風船をふくらませ，ねじるようなものであり，ついでにその状態をつくった術者の首までも絞めてしまう。ダラダラと送気することも禁忌であり，難しい状態では少し戻って吸引を多用しながら挿入し直すか，用手圧迫や体位変換を用いるのがよい。

◆ COLUMN ◆

リリーフの心構え

　野球のピッチャーが打たれてノーアウト満塁のピンチに立たされる。リリーフピッチャーの出番である。リリーフピッチャーは自分の置かれた困難な状況の中で，自分の決め球を最大限用いて活路を切り開いていかねばならない。大腸内視鏡検査における上級者の役割にも同様のものがある。挿入がうまくいかない初級者に代って難しくなっている腸管に挿入しなければならない。しかし，交代した場合の挿入は難しい。リリーフの問題点は，①腸管はspasticで，腸管内にはかなり送気されており屈曲点が多くなっていること，②ある程度時間が経過し，患者はすでに苦痛を訴え，過敏になっていること，③術者が交代することに対して患者が不安を抱く場合があることなどである。

　Spasticな腸管に対しては鎮痙剤を追加することである程度解決できる。送気された空気に対しては吸引を多用して挿入することになるが，パターンCと同じであり1つの体位では十分に吸引されないため体位変換をして吸引することも必要となることがある。過敏または不安となっている患者に対しては，鎮静剤や，鎮痛剤を使用する。またこれらを解消するために話かけることも大切である。

　リリーフではまず，自分の土俵で行うこと（場づくり）が肝要である。素早く場づくりを行えたら，あわてずに3S Insertion Techniqueを粛々と行うことが大切である。

7）上級者への交代の時期

　患者が強い苦痛を訴えるときはもちろんのこと，術者が挿入困難と感じるときは早めに交代して，上級者による適切な処理の方法を見学するべきである。特に，スコープに強い抵抗を感じるときや，pushすれば管腔が遠くなり（paradoxical movement），前進も後退もできないというときや，スコープをpull backして改めて軸を保持しようとしてもフリー感を得られないときは，軸がずれてループを形成していると考えられる。3S Insertion Techniqueによって軸を保持することが自分では無理と判断したらすぐに交代する勇気が必要である。交代して上級者の挿入を見ることは上達するための近道である。また挿入時間が15分を超える場合も上級者の判断を仰ぎ交代するべきである。

B. 中級者のための大腸内視鏡検査—中級者の陥りやすい罠

　一人法による大腸内視鏡挿入技術を，ある程度（300例以上の経験があり，90％以上の盲腸到達率を達成できる程度）マスターした段階で，どのような壁に当たるのか。ここでその解決法も含めて述べる。

1）軸保持短縮法の確実性を目指して

　比較的簡単な症例にはtotal colonoscopyができるようになり自信がついてくると，挿入時間を短縮しようと意識するようになる。このときに陥りやすい

ことは，屈曲の強い場合や管腔が土管状に見えたときに，つい初心を忘れて辛抱しきれずスコープをpushし，ループを作ってしまうことである．そのため患者に苦痛を与え，ループ解除に余計に時間を費やすことで，結果的に挿入時間も長くなる．パターンBの腸管では，途中で右トルクをかけながらpull backしてS-Topを骨盤方向に下げ，スコープ軸を理想的な腸管軸に合わせるように軌道修正しなければならないが，管腔が左へ左へと展開するままにスコープを押し進めては，軌道修正するタイミングを逸してしまう．結果としてループを作り，やはりループ解除に時間を要するため，挿入時間が長くなり患者に苦痛を与えてしまう．挿入時間を短くすることを意識するのではなく，時間がかかっても構わないというつもりで，RSから3S Insertion Techniqueを実践することが大切である．さらに，必要に応じて用手圧迫などで適切な場をつくり，軸保持短縮法の基本操作を忠実に繰り返すことが，いちばんの近道である．

2) 部位の誤認を避けること

単純な走行の腸管での挿入部位（スコープ先端の位置）の誤認はほとんどないと思われる．しかし，難易度の高い腸管の場合に，下行結腸に到達したと思っても，実際にはまだS状結腸であったという事態を少なからず経験したはずである．いったん誤認すれば，スコープをpushして下行結腸を進めようとするため，その時点でS状結腸に不自然なループを作り始めることになる．その結果，ループ解除に時間を費やし，患者に苦痛を与えてしまう．挙げ句の果てには中断も余儀なくされる．屈曲部のヒダを何度もクリアして，やっとSD屈曲部を越えたと思っても，そこがまだS状結腸の場合は，右手に伝わるスコープの感覚や，管腔の様子などから，挿入がうまくいっていないことに気づ

◆ **COLUMN** ◆

大腸内視鏡挿入法の王道は？

例えば，ゴルフで良いスコアで上がるためには，まず目標とするフェアウェイをキープし，それ以外のラフや林に打ち込まないことである．目標を外れラフや林に入れば次の展開はますます難しいものになることはゴルフをやる人であれば誰でも知っていることである．ボールのコントロールが大切なのである．大腸内視鏡挿入もそれと同じで，軸を保ち，過度に伸展したりループを作ることなくヒダを1つひとつクリアして確実に軸を保ち短縮して進むことが大切である．大腸内視鏡に王道があるとするならば，焦ることなく軸保持短縮を淡々と行い，患者に苦痛を与えず，地道に挿入することがそれであろう．短時間に入れようという焦りから，辛抱しきれずスコープを押し込むことが余計に時間を浪費するばかりか，患者にも多大な苦痛を与えてしまうことを肝に銘ずるべきである．

くはずである．苦労して挿入しているのだから下行結腸に到達していて欲しいという気持ちになることはよく理解できるが，苦労して挿入したからこそ，間違いなく下行結腸に到達していることを確かめなければならない．軸保持短縮法で下行結腸に到達しているときの挿入長は30 cm前後であり，右手にはフリー感を感じることができる．また左上腹部（脾彎曲）あたりを軽く押すとダイレクトに力が伝わり，見えている管腔が下行結腸であることが容易に認識できる．また挿入長やフリー感だけではなく，液体の溜まりやヒダの形状など，部位ごとの管腔の特徴をよく捉え，挿入部位の誤認を避けることが重要である．

3）管腔の走行が捉えられない場合の注意点

パターンCのような複雑な走行のS状結腸では，送気して管腔が土管状に見える状況でどんどんスコープをpushすれば，それ以深への挿入はますます困難になる．3S Insertion Techniqueを行うためには，少なめにair controlしつつ，ヒダを越えてはshorteningする作業の繰り返しが重要である．また，屈曲部が近すぎて次に進むべき方向を見失いやすく，視野を保つためにスコープを引きすぎると容易に抜けてしまう場合は，空気が少ない中でも光と影の微妙な変化から至適距離を保ち，屈曲部のヒダの方向を読み取って，laterally slideする必要がある．

不断に軸を保つことを意識してパターンBやCをいかに確実に挿入するかが軸保持短縮法の真髄であり，air controlや体位変換・用手圧迫を適宜用いて，3S Insertion Techniqueで，できるだけ丁寧に行うことが大切である．さらに上級者になると，リズムやスピードの一連の流れがartの域に達する「美しい大腸内視鏡挿入」につながっていく．

◆ COLUMN ◆

コロンモデルについて―北部病院の風物詩

われわれの施設には，毎年多数の新規入局者がやってくる．その誰もが大腸内視鏡に高いモチベーションをもっている．入局シーズンで恒例となっているのは，夕方から深夜まで続く初学者のコロンモデルでの練習風景である．練習を始めると，いつの間にか後ろから上級医がその練習をのぞきに来て，挿入法の指導を始める．基本動作の習得は言うに及ばないが，実際の患者さんの前では口に出して注意できないので，リアルタイムで口頭指導を受けられることはコロンモデルの大きな利点である．

さらに上級医が2～3人集まると，独自の挿入論をぶつけ合い，練習生そっちのけで議論が白熱する．このような環境が練習者のみならず上級医のレベルをもアップさせている．現状に満足せず，競争し合って皆が伸びていくこと，そして何より上手になりたいという向上心が，より高い技術の習慣につながるのであろう．

10 極細径内視鏡による挿入法

　癒着が強い症例や体格が小柄な高齢者で挿入困難な場合，通常のスコープで挿入することが困難であっても，細くて軟らかいスコープを用いることで簡単に挿入できる場合がある．細径内視鏡 PCF に変更をしても強い抵抗感や屈曲を手元に感じるときは，極細径内視鏡 PQ（PCF-PQ260L/I）に替えて挿入を行っている．また，数回の手術歴があり高度な癒着が予想される場合や，前回検査で痛みが強かった症例には，最初から PQ を使用する．さらに全周性狭窄の進行癌でも，径が細いゆえに PQ では狭窄を通過できることが多い．PQ がラインナップに加わった現在，スコープの選択が重要なこととなった．

A. 特徴

　PQ（PCF-PQ260）の特徴は，外径 9.2 mm と極細径でありながら，スコープの操作性を十分に確保できているところにある．以前から細径内視鏡は存在するが，スコープのコシが弱すぎて深部挿入が困難であったり，屈曲部でステッキ現象を起こし先端に力が伝わらず，挿入を断念せざるを得ないこともあった．PQ では高伝達挿入部と受動彎曲機能の採用により，軟らかいスコープでありながらコシが確保され，十分に力が先端に伝わる．また屈曲部でステッキ現象を起こさず緩やかなるループを形成してスムーズに挿入できるように設計されている（p.28 参照）．

B. 挿入

　PQ はたわみやループを形成しやすいため，軸保持短縮法をより意識して，無駄な送気を極力控え push しないことが前提となる．また患者は必然的に挿入困難例であることを念頭に置き，丁寧な挿入を心掛ける．その上でどうしても軸保持短縮ができない場合にはループを形成して挿入することもある．

1) 直腸から下行結腸まで

　中 Houston 弁を越えたら左トルクで旋回し，送気を避け，吸引を行いつつ RS を越えると今度は右に切り返す．このときスコープの挿入長は 10 cm 程度に留める．3S Insertion Technique を行うには S 状結腸に入る前から直腸を伸ばさないようにすることが大切である．S 状結腸では，管腔を 3 時方向にもってきて laterally slide を繰り返し行い，S-Top を横隔膜方向に上げず骨盤方向

に下げるように常に心掛ける．管腔を右方向になるべくもっていくが，癒着がある場合はこれが困難な場合がある．そのときは，なるべく早くどこかで管腔を右にもっていくことを意識する．PQを用いた挿入でも，まずはパターンAでの挿入を目指すべきである．パターンAの挿入が困難であると判断した時点でS-TopからSD屈曲部まで軽くpushすることでスコープを進める．通常のスコープではS状結腸のループはSD屈曲部を越える前に解除するほうが患者の疼痛は少ないが，PQではその特性上，腸管を直線的に保持する力が弱いため，push挿入を選択した時点でSD屈曲部を多少のたわみをもって通過することもある．

2) 下行結腸から脾彎曲へ

　SD屈曲部を越えたときにループを形成していなければ，脾彎曲への挿入は容易である．S状結腸にループを形成している場合は，そのままスコープを下行結腸または脾彎曲に挿入してからループを解除する．通常は右トルクをかけながらスコープをpull backすると先端位置が変わらずにループを解除できるが，PQでのループは少なからず複合ループの場合があるため，一度左トルクでpull backしてから右トルクをかける必要があることもある．いずれにしても，画面を見ながらスコープ先端が抜けない方向へトルクをかけて，慎重にループ解除する．

◆ COLUMN ◆

こんなときどうする？　part 4

Q：癒着が強くて，患者が痛がるときは？
A：主に腹部手術後の症例で癒着が強い症例に遭遇することがある．癒着が強い場合には挿入に伴い痛みを訴える場合が多い．できる限り腸管を伸ばさないように短縮で深部まで挿入できればよいが，癒着があって短縮がうまくいかない場合がある．特にS状結腸が癒着している症例（婦人科術後，虫垂炎術後，憩室炎後）では完全に短縮で下行結腸に至るのが困難であることが少なくない．痛みを訴える場合には，まずその場で空気を吸引しスコープのたわみをとるためpull backを行う．癒着がある場合はそのまま下行結腸まで先端をスライドさせるのは困難であるので，若干のpush操作が必要になる．そこで痛みが出るぎりぎりまでpush操作を行い，pull backをする．この動作を繰り返すことでSDJに到達できることがある．しかし最小限のpush操作でも痛みが強い場合には，より細径のスコープに変更したり，鎮静剤，鎮痛剤が使用可能な状態であれば使用することで，深部挿入が可能になることがある．それでもあまりに痛みが強ければ，偶発症を防ぐためにも「勇気ある撤退」という選択肢があることを忘れないでほしい．

3）脾彎曲から横行結腸へ

　脾彎曲から横行結腸に進めるときには，S状結腸の再ループ形成に気をつける。右トルクを軽くかけながらゆっくり進めると，多くの場合は問題なく脾彎曲を通過する。再ループを形成する場合は，適切な腹部圧迫により再ループを防止する。しかし，腹部圧迫が効かない場合でも，PQであればS状結腸のループを残したままの深部挿入が可能なこともあるが，好ましいことではない。あくまで軸をできるだけ保ちながらスコープを進めることが大切である。

4）横行結腸から回盲部へ

　横行結腸でも，S状結腸と同様に吸引を多用し短縮することを心掛ける。S状結腸とは逆に管腔を9時方向に持ってきて3S Insertion Techniqueを行う。またS状結腸挿入とは異なり，常に左トルクをかけて横行結腸を横隔膜側に持ち上げるようにして，スコープの一直線化を図る。

　しかし，横行結腸から肝彎曲に挿入するときは，先端硬性部が短いことと受動彎曲部の特性により，通常スコープよりも操作性が劣る。横行結腸中央部までを左トルクでshorteningし，吸引による相対的挿入を併用して肝彎曲に到達し，そのまま右トルクをかけて上行結腸に落とし込む通常の挿入が困難なことが多い。そこで肝彎曲では基本的にダウンアングル・左トルクで入り，速やかにpull backを行う。軟らかいスコープのため，S状結腸や癒着がある場所でたわみができやすいが，用手圧迫などを適時行って場をつくり，肝彎曲を越えるように心掛けるべきである。ただし，肝彎曲をpushで通過しても疼痛があまりないことも多く，pushのまま回盲部まで到達できることもある。さらにはS状結腸と横行結腸に2つのループを残したまま回盲部に到達することもあるが，各部位の手前でループを解除してからスコープを進めるように心がけることは言うまでもない。

5）処置時の注意点と位置づけ

　このPQには2.8 mmの鉗子チャンネルがあるので，通常の生検鉗子や処置具は問題なく使用できる。反転操作もしやすいため，ヒダに隠れる病変に対する観察，処置には威力を発揮する。ただし，処置具挿入時には吸引がほとんど効かないので，処置具挿入前に残液とairを十分に吸引しておく必要がある。また，処置具挿入後の操作は送気のみで行うことになるので，大きな病変に対するEMRやESDは控えたほうが無難である。

　拡大・高度可変・UPDなどの付加機能がなくQ画質であるため，大学病院や専門病院での精査には不十分な点もある。挿入困難時のバックアップスコー

プとしての位置づけになると思われる．逆に，疼痛が少ないため sedation に関わるリスクを低減でき，広く病変を拾い上げるべき中小病院やクリニックにとってはスクリーニング検査におけるメインスコープとなる可能性もある．

◆ **COLUMN** ◆

Push の入れ方とは？

　　世間でいう"push"の入れ方とは，とにかくスコープを押しながら挿入することである．軸保持短縮できる，できないにかかわらず push していく流派がある．高度な技術が必要とされない容易な挿入法である一方で，患者の苦痛は極めて大きく，穿孔の危険を伴う．
　　われわれは苦痛の軽減や安全性を重視し軸保持短縮法で挿入している．しかし数多く大腸内視鏡の挿入を経験していくと，軸保持短縮できない症例に出くわすこともある．固定されていない，いわゆる"自由腸管"では，うまく大腸のひだをかき分けて，屈曲を鈍角化し深部挿入していくのがわれわれの挿入法であるが，短縮できない腸も存在する．腸管癒着例や結腸過長例などである．そのような症例では軸保持短縮が困難であり，一時的に α ループや N ループができることがある．癒着が強い部位や屈曲が強い部分だけ愛護的にゆっくりとスコープを進めて，直線化できる部分まで進めたらループを解除し軸保持短縮の形に戻す．これが"push"による挿入ということになるだろうが，決して push することに意識を集中しているわけではない．左手のアングルやスコープを握る右手の感覚をたよりに，常に引くことに意識を集中させながら，最小限の"push"を行っているのである．軸保持短縮できない場合でも，どうしたら痛くない挿入ができるか，それにつながる push であるべきだと思う．

11 偶発症を避ける大腸内視鏡検査

　大腸の内視鏡検査・治療に伴う偶発症は，① 検査前偶発症，② 挿入時偶発症，③ 処置に伴う偶発症の大きく3つに分けられる。これらの偶発症に遭遇しないためには検査全般において起こりうる偶発症の原因，特徴を理解することが必要である。これらを理解することが偶発症をできる限り避けることへの近道である。特に初学者は起こりうる偶発症に対して理解を深めて万が一のときに対応できるようにするべきである。

A. 検査前偶発症

　検査のための前処置(腸管洗浄液，前投薬など)によって起こる偶発症である。腸管洗浄液としての緩下剤では，脱水や水中毒を招くことがあるが，最近ではニフレック®を使用することがほとんどで，その頻度は低い。しかしイレウスや，嘔吐に伴う誤嚥性肺炎などの偶発症は報告されており，腸管洗浄液の内服後なかなか排便が得られない場合などはそのまま内服し続けるのではなく，適宜浣腸を行うなどの工夫が必要である。また検査前投薬である鎮痙剤(ブチルスコポラミン臭化物など)，鎮静・鎮痛剤(ジアゼパム，塩酸ペチジンなど)でも多くの偶発症の報告がなされている。特に注意が必要なものは，呼吸抑制，循環障害である。肝疾患や閉塞性肺疾患の患者では，呼吸抑制が時に重篤となることが指摘されている。また，鎮痙剤でも頻脈や薬剤性ショックを起こすことがあるため，たとえ心臓病や緑内障がない患者でも注意が必要である。これらの偶発症対策としては，十分な問診を行った上で，心拍数，血圧，呼吸数をチェックすることである。特にリスクファクターの高い高齢者や既往歴のある患者などでは代替薬剤を使用する。必要な場合には，パルスオキシメーターや持続的心電図などによるモニタリングを行う。

　日本消化器内視鏡学会は，偶発症に関して1983年以降，5年間に一度の調査を行っているが，第5回の全国調査報告[2]によれば前処置に伴う死亡数は11件(0.00009%)であり，うち8例(72.7%)が腸管洗浄液によるもので，死因はイレウス，誤嚥によるものであった。

　このような重篤な偶発症であるイレウス，誤嚥を避けるためには普段の排便状況を確認し，適切な前処置を選択する必要がある。病歴，排便状況から大腸の狭窄が疑われる場合では浣腸のみで検査を行うことも必要である。

B. 挿入時偶発症

　挿入時偶発症には穿孔，出血，腹部膨満感などがある。穿孔は，スコープ先端が腸壁を穿破する場合とスコープの操作が漿膜の断裂をもたらして二次的に穿孔する場合がある。前者はスコープが粘膜に近づきすぎた近接像（赤玉）時にスコープを押し進めたり，憩室を管腔と誤りスコープを挿入するために起こる。後者は患者が苦痛を訴え，スコープ先端に力が加わらない状態（押しても進まずにむしろスコープ先端が後退する；paradoxical movement）で，内視鏡画面では土管状を呈する場合にスコープを押し進めるために起こる。炎症性腸疾患や憩室など腸壁の脆弱化を来たす疾患では，軽い送気でも穿孔が起こるため注意が必要である。予防として，内視鏡画面で赤玉や土管状に見えたり，患者が苦痛を強く訴える場合，まずスコープを引いて短縮を試みる。その際に強い癒着などがあると，ある程度短縮した後に急に抜けることがある。いわゆるスコープ先端が急激に撥ねる現象であるが，その際に穿孔することもあり，短縮する際にも慎重に操作を行う必要があると考える。どうしてもその場面より脱却できない場合は上級者と交代するか挿入を中止する。挿入時に送気が多すぎることやスコープで過伸展することにより腹部膨満感が出現し，時には二次的に迷走神経反射を誘発することもある。予防するにはこれらの操作をできるだけ行わず，また送気した空気をできるだけ吸引することが大切である。

　穿孔は，一般的に内視鏡的治療処置に伴う頻度が高いと考えられがちである。しかし，以前行われたアンケート調査によると，33.8％の内視鏡医が穿孔を経験しており，このうち67.5％が挿入時に起こったとの結果であった。また初めて穿孔を起こしたとき，経験数の71.7％は500例未満であり，比較的初級者のうちに穿孔を経験する傾向にあった。

　また前述の全国調査によると[2]大腸内視鏡検査時の偶発症は0.078％（2,567/3,311,104）であり，死亡は0.00082％（28人）であった。うち21例が挿入，観察，生検に伴う死亡で，その原因は穿孔が最も多かった。上部消化管内視鏡と比較し，大腸内視鏡は挿入観察手技に伴う穿孔による死亡例が多いのが特徴である。経験の少ない内視鏡医はもちろん，経験の豊富な内視鏡医も十分な注意を払い，穿孔を起こさないよう心がけ，時には挿入を中止する勇気も大切である。

　挿入に伴う穿孔を避けるには軸保持短縮法を常に心がけ，腸管に過伸展や異常なループを形成しないようにすることが肝要である。また，スコープが自在にコントロールされた状態で操作が行われていることも重要である。言い換えれば，フリー感を感じながら至適距離を保って挿入するべきである。

また挿入に際し，過度に緊張した場合や不安感の強い場合，過換気症候群を呈することがある．呼吸促迫，手のしびれなどの知覚異常，筋緊張の亢進，胸部絞扼感などの全身的症状を訴えたときは本症を疑う．Paper bag 法は以前頻繁に行われてきたが，血中二酸化炭素濃度が上昇する恐れもある．鎮静剤，鎮痛剤などを投与したり，患者自身に積極的に声をかけ不安を解消することも必要である．

C. 内視鏡的治療処置に伴う偶発症

　処置に伴う偶発症としては，主に穿孔と出血がある．穿孔はポリペクトミーまたは内視鏡的粘膜切除術(EMR)においてスネアで腸管壁筋層を巻き込んだとき，内視鏡的粘膜下層切開剥離術(ESD)の粘膜切開，粘膜下層剥離の際に起きる．また，通電時間が長すぎる場合，後日穿孔もしくは限局性腹膜炎を起こす．同様にホットバイオプシーにおいても鉗子を押しつけるなど正しく施行されなかったり，通電時間が長いと起こりうる．予防のためには，スネアをかけるときに深くかけず，筋層をかまないようにすること，適時通電時間を考慮し長時間通電しないこと，EMR では生理食塩水やヒアルロン酸の粘膜下注入を十分行うことである．また，絞扼時にゴムのような弾力を感じる場合は筋層を巻き込んだことが疑われ，スネアを閉じた後に一度スネアをゆるめ，送気しながら絞扼部をせり上げる．この操作により，仮にスネアが筋層部を絞扼したとしても離脱させることができ，より安全な処置が行える．筋層を傷つけた場合や，傷ついていなくても熱変性が加わったような際にはクリップで閉鎖することが穿孔予防に重要である．2012 年，大腸においても ESD は保険収載された．大腸 ESD における偶発症は 3.774％との報告があり[2]，他の治療手技に比べて偶発症の割合が高い．ESD において偶発症を避けるためには手技の習熟はもちろんであるが，ヒアルロン酸を局注液として使用し十分な lifting を得る，CO_2 送気を使用する，適正な処置具を選択するなどが重要である．万一，穿孔が生じたときには一般的には手術が必要であるが，穿孔部が微小なときにはクリップ閉鎖後に患者を安静にさせ，抗生剤による保存的治療のみでよい場合もある．

　出血には処置直後の出血と翌日以後に発生する後出血がある．特に太い茎をもつ有茎性ポリープのポリペクトミー時には注意が必要である．このようなポリープでは茎部に太い血管が存在することがあり，直後に出血がなくとも 4，5 日後に出血することもあるため，穿孔を起こさない程度の凝固電流により十分な凝固を行うことが必要である．出血の危惧される病変に対しては留置スネアやクリップを用いる．出血を来たした場合はクリップによる止血が効果的で

ある。
　このように，出血予防には留置スネアやクリップなどの方法があり，以前よりもはるかに安全に内視鏡治療が行えるようになった。心疾患や脳疾患などで血液凝固系に影響を及ぼす薬(ワルファリンカリウム，チクロピジン塩酸塩など)を服用している患者の場合には，内視鏡治療を行うことにより出血することがあり，病歴の聴取は必要である。脂質異常症治療薬であるエイコサペンタ塩酸は，抗血小板作用があることを医療者は熟知しているが，患者自身は脂質異常症治療薬と認識しているため特に注意が必要である。また，上記薬剤服薬者で内視鏡的処置が必要な場合には主治医と相談のうえ，可能ならば休薬期間を設けて内視鏡処置を行うべきである。しかし抗凝固剤，抗血小板剤中止期間内に血栓症の発生が時に見られる。特にワルファリンは中止，再開後に一時的に血栓形成が亢進するリバウンド現象があり注意が必要である。また人工弁置換術をうけている，いわゆる血栓症の高リスクの患者ではヘパリン置換を考慮するなど慎重な対応を要する[3]。

◆ COLUMN ◆

こんなときどうする？　part 5

Q：下血の際の緊急内視鏡の挿入法はどうするか？

A：基本的には，緊急時にも通常の軸保持短縮法を行うのが理想である。このためにも，当院では，全身状態が許せば，可能な限りニフレック®による前処置を行ってから挿入している(もちろん，内視鏡治療後の後出血では，切除部位によって前処置を行わず施行する場合もある)。ニフレック®による腸管前処置を積極的に行う理由は，血液・便が多い状態では，視野が悪いため内視鏡挿入や出血源の同定が困難となることが多く，処置時間が長いことによって患者の苦痛を増すばかりでなく，適切な処置ができない可能性があると考えるからである。また，憩室出血を疑う場合は，フードを装着し，出血源を疑う憩室を密封して送水し，出血源の確定を行うことも有用である。また緊急時こそ，内視鏡挿入前のバイタルも含めた病態・病因の評価が非常に重要である。

12 その他の大腸検査法

A. バルーン内視鏡

1) 背景

　バルーン内視鏡は山本らにより開発された．それまで，小腸などの支点のない消化管への内視鏡の挿入は大変困難であった．結局押し込むことになるが，患者の苦痛は大きく，深部挿入は困難であり，しかも腸壁に大きな力を加えることになり粘膜損傷，さらには穿孔の危険さえあった．山本らは，スコープ先端と，先端にバルーンを付けた外筒を利用するダブルバルーン内視鏡を開発し，この難問を乗り越えた(図13)[4]．外筒先端のバルーンで腸管を内腔から把持することにより支点を作り，内視鏡の深部挿入を可能としたのである．バルーン内視鏡はその原理から，Billroth-Ⅱ法やRou-en-Y法による再建腸管，癒着変形のある腸管にも挿入が可能である．そこで，挿入困難な大腸の検査にも使用することができる．

　現在，外筒に加え内視鏡本体にもバルーンを装着するダブルバルーン内視鏡（double balloon endoscopy；DBE）と，外筒のみにバルーンのあるシングルバルーン内視鏡（single balloon endoscopy；SBE）とが発表されている．これらを用いた内視鏡挿入法について解説する．

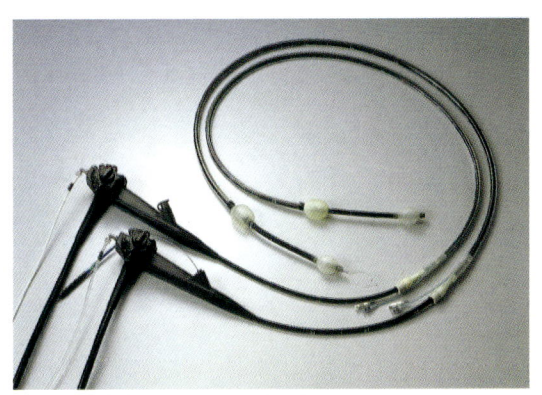

図13　ダブルバルーン内視鏡システム
（自治医科大学山本博徳先生ご提供）

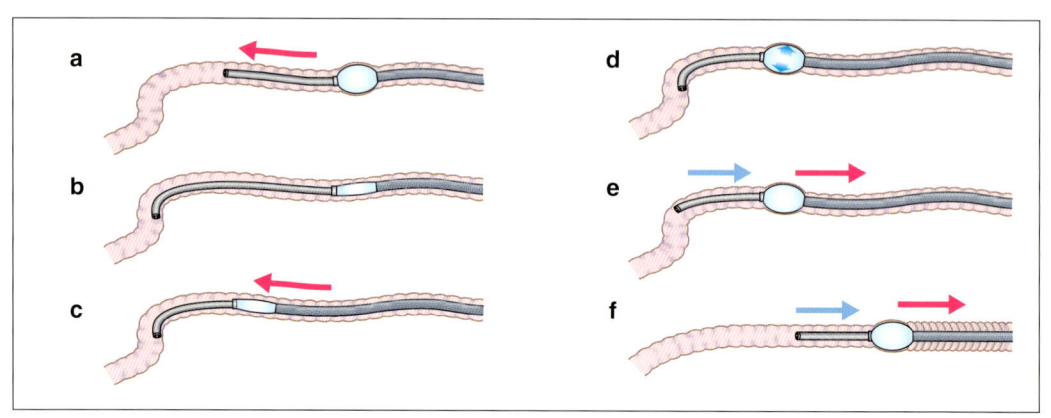

図 14　シングルバルーン内視鏡の挿入原理
a：内視鏡を深部へ挿入する。
b：アングルをかけて腸管を把持し，バルーンを収縮させる。
c：スライディングチューブを進める。
d：バルーンを膨らませる。
e：アングルを解除する。
f：スライディングチューブと内視鏡を引き戻すことで腸管を短縮する。

2) バルーン内視鏡検査

①内視鏡システム

DBE は，エアルート内臓の内視鏡，バルーン付きの軟性外筒〔オーバーチューブ(OT)〕，および各バルーンに対するバルーンポンプコントローラーから構成されている。

SBE は，内視鏡本体，外筒〔スライディングチューブ(ST)〕，バルーンコントロールユニットから構成される。

②挿入原理と挿入法（図 14）

バルーン内視鏡では，DBE・SBE ともに柔軟性のある外筒に付着したバルーンにより腸管を把持し腸管が引き伸ばされるのを防止して挿入する。

DBE の手順は以下の通りである：①内視鏡を進ませる，②内視鏡先端のバルーンを膨らませる，③ OT 先端のバルーンを収縮させる，④ OT を進ませる，⑤ OT 先端バルーンを膨らませる，⑥ OT と内視鏡をともに引き戻して腸管を短縮する。⑦内視鏡先端のバルーンを収縮させる。この一連の動作をストロークと呼び，腸管を短縮しさらに挿入していくことが可能となる。内視鏡の有効長を最大限に利用するだけでなく，内視鏡挿入が容易な形に腸管の形を整えたうえでの挿入が行える。

一方 SBE では，ST を進めるときの腸管の把持は内視鏡のアングル操作で行う。SBE はバルーン１個のみのため，上記の手順のうち②，⑦が省略されるかわりに，十分にアングルをかけ腸管を把持してから③④を行う必要があ

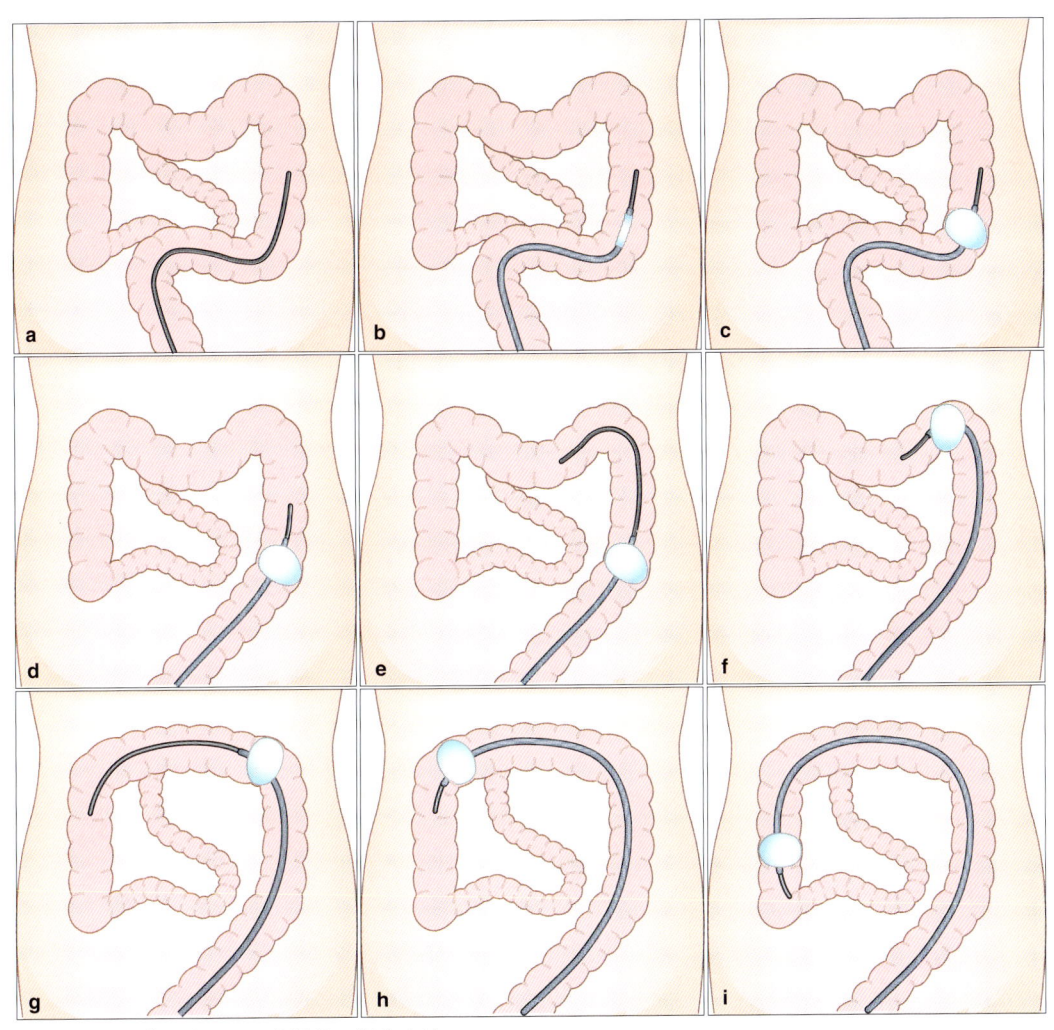

図15 シングルバルーン内視鏡の挿入方法
a：内視鏡を挿入する，b：STを進める，c：バルーンを膨らませる，d：内視鏡とSTを引き戻して腸管を短縮する，e：内視鏡をさらに挿入する，f：STを進めて，バルーンを膨らませる，g：内視鏡を挿入する，h：バルーンを収縮させて，後にSTを進めてバルーンを再び膨らませる，i：内視鏡を回腸弁に到達させ，STも進めてバルーンを膨らませる。

る。またアングルを解除してから⑥の操作を行う。

3) 挿入の実際(図15)

　できるだけ送気をせずに，内視鏡本体と外筒を交互に進めて挿入する。S状結腸を伸展させずに挿入できれば，1ストロークで内視鏡先端を下行結腸脾彎曲付近まで進められる。S状結腸でループを作る場合は，内視鏡挿入後に，外筒を進め，バルーンを膨らませて腸管を把持した後に内視鏡本体と外筒を引き戻して短縮する。この動作を繰り返してS状結腸を直線化する。癒着などで

直線化できない場合は，無理をせず，短縮を行わずに，外筒を支点にして，内視鏡を挿入していく．また，バルーン内視鏡は細く軟らかいため横行結腸でループを作りやすい．S状結腸と同様に，外筒バルーンで腸管を把持して短縮しループができないようにしてスコープを挿入していく．スコープを反時計回転させてループを解除する方法は腸間膜損傷等の合併症を来たす可能性があり，避けたほうがよい．外筒を挿入する際に粘膜が引きこまれることにより損傷を来たす場合があり，十分に注意する必要がある．

　大腸内視鏡挿入は二人法が行われた時代があったが，現在は一人法が標準である．バルーン内視鏡も，DBE発表当初は二人法で発表されたが，近年一人法が発表されている．SBEは当初から一人法で操作可能である．右手でSTの保持と内視鏡の挿入を行い，左手でアングル操作を小刻みに行い，腸管をかき分けるようにして挿入していく．

B. CT colonography

　CTは被曝があることと造影剤アレルギーがあることを除けば侵襲性が低く，検査者間の差がないこと，客観性が高く，腸管全体の把握ができ，さらに腸管外の情報も得られることなどの利点がある．わが国でも広く普及していることと併せ，大腸検査の手段の1つであるといえる．特に，検出器を多列化したmutidetector-row CT（MDCT）の開発により良好な空間分解能が得られるようになったことと，コンピュータ技術の進歩による膨大なデータ処理が可能となったことから，空間を小さな立方体に分割し，その各立方体のCT値を基に注腸造影像や内視鏡像に類似の再構成画像を作成することができるようになった．

　CT検査は，被侵襲性が低く，イレウスや高度の炎症のため，消化管造影検査や内視鏡検査が困難な場合にも施行できる．腹痛，イレウス，穿孔，虚血の検索や，Crohn病，虫垂炎，憩室炎，腫瘍や液体の貯留の検出，外傷や婦人科疾患，泌尿器科疾患の鑑別にも有用である．さらに，外科手術や侵襲的手技の予備検査として病変の局在や程度の診断，腹部腫瘤と腸管の位置関係を把握したい場合にも区間分解能に優れるCT検査は有用である．

　CTで得られた信号を再構成して3次元像を作成するCT colonography（図16），さらに内視鏡様の画像を作成するCT colonoscopy（図17）が行われている．大腸内をニフレック®などにより空虚にした後，室内気やCO_2を経肛門的に注入して大腸内腔を膨満させてCTを撮影する．

　CTの利点としては，画質があまり術者に依存しないことがある．検査時間も短時間であり，腸管を拡張することによる腹部膨満感はあるが受容性は高

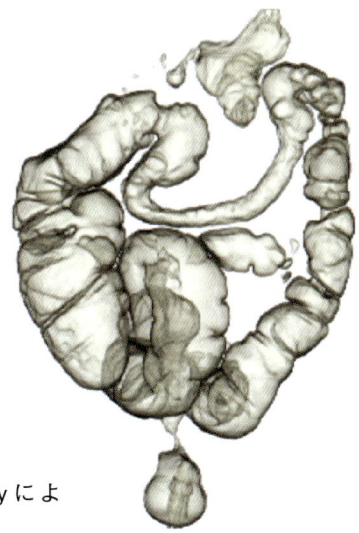

図16 CT colonographyによる air image 像

図17
a：通常内視鏡による Crohn病患者の横行結腸。
b：CT colonography による横行結腸の air image 像
c：bの←からの視点から作成した CT colonoscopy による横行結腸。通常内視鏡に類似した像が得られる。

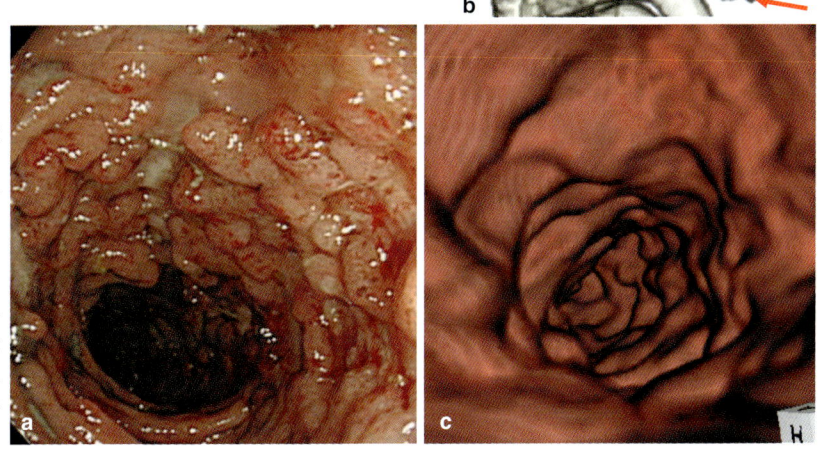

い．また，隆起性病変の検出には優れており，狭窄，敷石像，潰瘍性病変の評価ができる．また位置の同定は容易である．CTでは同時に，腸管壁厚，膿瘍，瘻孔，周囲への炎症の波及の評価も得られ，腸管外の情報も得ることができるCT colonoscopy では，内視鏡の通過しない狭窄部より深部の内視鏡像が得られる(図18)．また，任意の視点からの像が得ることができる．その他，

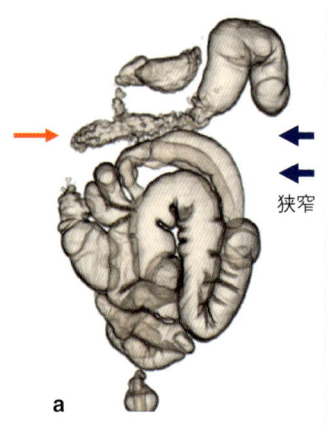

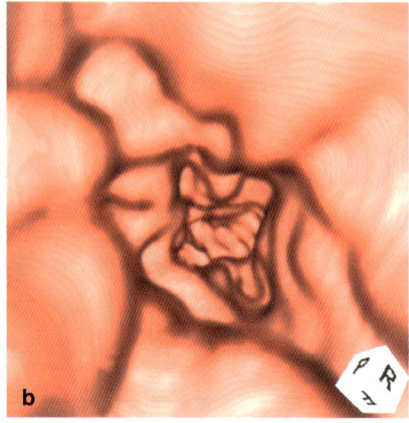

図18 Crohn病患者のCT colonography
a：横行結腸に狭窄があり，深部大腸への内視鏡挿入はできず，通常内視鏡による観察は不可能である。
b：肝彎曲からの視点から作成したCT colonoscopy像。横行結腸の縦走潰瘍，敷石が観察される。

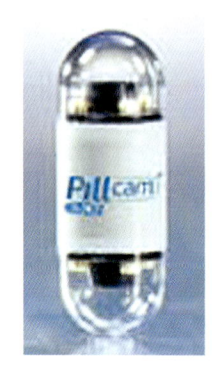

図19 カプセル内視鏡

重なりが多いために病変の描出が困難な場合があるが，CTでは，必要な部分のみの画像を構築することができるため，腸管の重なりの影響を排除でき，病変を明確に描出することができる。内視鏡では困難な，狭窄部位よりも深部の評価も可能である。

他方，平坦な病変（血管異形成，アフタ様病変，発赤など）や，解像度の点から微小病変の観察は困難である。内視鏡検査や造影検査では，病変の硬さや，変化の恒常性も重要な所見であるが，CT colonographyでは，動的な診断は困難であり，静的な情報となる。また，X線を用いるため被曝の問題がある。

また，CTは，生検ができないことや，精細な観察が困難であるといった問題があり，それ自体で完結するものではないが，病変の局在の同定や，腸管外の情報が得られるといった利点があり，大腸内視鏡検査を補完するものである。手段の特徴を踏まえて，適切な診断戦略をたてる必要がある。

C. 大腸カプセル内視鏡（図19）

ギブン・イメージング社より2006年に大腸用カプセル内視鏡が欧州で認可され，臨床使用されている。このカプセル内視鏡は，大腸で撮影する工夫とし

て起動 1 時間 45 分後から撮影が開始されるタイマーが内蔵されている。これによりカプセル起動後，1 時間 45 分後から約 12 時間後まで撮影が可能となり，大腸での撮影が可能となっている。また，管腔の広い大腸内の観察を行うため，広角レンズをカプセル両端に備えている。大きさは小腸用カプセル内視鏡より一回り大きい，31×11 mm となっている。

　治療や病変精査が必要な場合は，通常の大腸内視鏡検査が行われるべきであり，大腸カプセル内視鏡は大腸のスクリーニング検査に対し用いられるべき検査である。今後，大腸のスクリーニング検査が，注腸造影検査で行われる病院では，第一選択の検査として，大腸カプセル内視鏡検査が行われる可能性がある。また，主として通常の大腸内視鏡検査を躊躇している患者に対し，非侵襲的に検査できる大腸カプセル内視鏡検査は，広く普及する可能性をもっている。新しい大腸のスクリーニング検査法として，CT colonography も注目されているが，大腸カプセル内視鏡のメリットとしては，実際の大腸粘膜の画像所見が得られる点である。小腸用カプセル内視鏡検査と同様に，滞留の危険性があり，腹部手術歴があり術後イレウスの既往のある患者や，現在大腸癌などにより腸管閉塞が疑われる患者には検査適応がない。

　2009 年に大腸内視鏡と比較した欧州共同研究の結果が発表されたが，前処置の大変さを考えるとよい結果は得られなかった。同年 9 月には，改良された第 2 世代の大腸カプセル内視鏡が発表された。この第 2 世代では，内視鏡の移動速度に応じ，撮影速度を毎秒 4 フレームから 35 フレームに調整できる機能が装備された。第 2 世代のカプセル内視鏡は，イスラエルの多施設での研究では第 1 世代と比較すると良好な成績が発表された。2011 年 5 月には，ドイツでは入院患者対象に保険償還対象製品となった。また，米国においても FDA への承認申請のため，800 例の多施設共同研究が今後実施される予定である。今後，次々と研究データが出てくると思われる。

　現時点では前処置として 4〜6 L 内服が必要な状況であり，通常の大腸内視鏡検査に比べ，決して楽な検査とはいえない。今後のさらなる技術進歩が期待される。

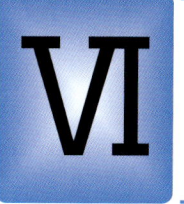

VI 大腸内視鏡による観察

1 病変の発見

　大腸内視鏡検査ではスムーズに挿入することも重要であるが，病変の発見・診断・治療が本来の目的である。大きなポリープなどの隆起型病変は比較的発見しやすいが，小病変や陥凹型病変のように微妙な粘膜の色調変化で発見される病変も多数存在する。漫然とスコープを抜去して観察するのではなく，抜去時にスコープの出し入れを小刻みに繰り返しながら，小さな病変や平坦・陥凹型病変の存在を常に意識して観察すべきである。しかし，このような病変は挿入時にしか発見できない場合もあり，挿入時にも適宜病変を発見する柔軟性も必要である。

　以下のような点に留意しつつ，詳細な観察を行うよう心がけるべきである。

A. 病変に対する認識

　隆起型病変は正常粘膜からの高低差がかなりあるため，初心者であっても感覚的に捉えることが比較的容易である。それに対し，正常粘膜との高低差が少ない陥凹型病変や平坦病変では，粘膜の淡い発赤や退色域といった正常粘膜との微妙な色調の違い，光の反射による粘膜面の光沢の違い，あるいは壁やヒダの変形やわずかな厚み，そして空気量の増減による壁伸展の歪みなどが発見の手がかりになる。内視鏡医はこれらの病変の特徴を十分に認識しておく必要があり，少しでも疑わしい変化に気づいた場合は，積極的にインジゴカルミンを撒布して質的診断を行うべきである。

B. 死角となりやすい部位

　一般に大きな屈曲部の内側やヒダの裏側は，内視鏡検査の死角となりやすい。具体的には，上行結腸などの深い半月ヒダの裏側やBauhin弁下唇のかげ

り，条件が悪くなってしまっては，安全に内視鏡治療することができないからである。病変を認識するためにインジゴカルミン撒布を行い，蠕動が始まらないうちに速やかに治療に移行するべきである。

以上のような配慮を重ねても，発見・観察が困難な場合も確かに存在する。このような場合は，まず上級医に相談し，必要に応じて交代することが重要である。また，時期をおいて再検査することで，前回検査時に比べて条件やポジショニングが良くなっていることもあるので，1回の検査で完遂することにこだわり過剰な負担を患者にかけることは避けるべきである。

G. フォローアップの重要性

大腸内視鏡検査において十分に観察を努力したつもりであっても，小さな病変に関しては見落としがあることは否めない事実である。内視鏡的治療後は半年から1年以内にフォローアップの内視鏡を行うのが望ましい。

2 病変の観察

A. 内視鏡像の歪み―樽型歪曲収差

内視鏡像は十分な視野角を得るために，超広角レンズを用いた虚像である。樽型歪曲収差による，ある歪んだ像を見ている事実がある。例えば，実際には陥凹病変が内視鏡観察時においては樽型歪曲収差により主として隆起が目立つような像として観察される。この事実をよく認識し，病変を正しく捉えなくてはならない。

①超広角レンズによる画像特性

超広角レンズでは，観察画像の中心から辺縁に離れるほど同心円状に歪みが生じ，画面の中央が手前に盛り上がったような画像となる(図3)。次に観察距離と画像の関係をみると，遠景のほうが歪みが少なく，近接のほうがより大きな歪みを生じてくる。よって内視鏡観察では，内視鏡画面の中央で病変を捉え，遠景像がより実物に近い形態を示すが，近接像は画像がかなり歪んでいることに注意を要する。

②陥凹モデル(円錐ウキ)による内視鏡像

内視鏡で陥凹モデル(円錐ウキ)を観察した写真を提示する。標準レンズで撮影した写真では，黄色い部分は陥凹している(図4a,b)。このモデルを内視鏡(CF-H260AZ)を用いて観察し，観察距離と観察方向を検討した。陥凹面に対

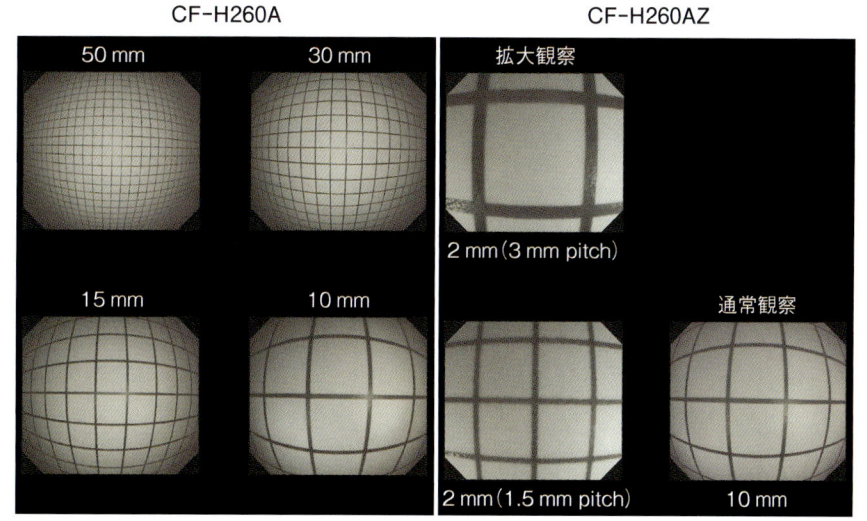

図3 内視鏡画像の歪み

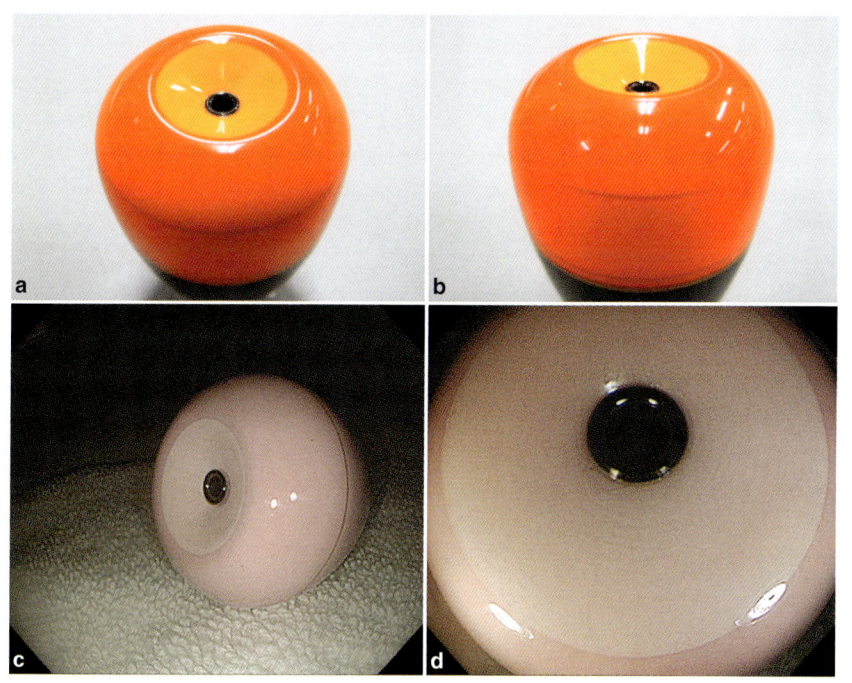

図4 陥凹モデル

し斜め方向からの観察では，ある程度の観察距離をおくと陥凹の認識が可能であったが，約1cmの近接で観察すると隆起しているかのように認識された（図4c,d）。陥凹部分を正面視した場合では観察距離に関係なく陥凹は認識できず，近接するほど陥凹部分が隆起しているように観察された。実際の内視鏡観察の際にも近接した場合に陥凹が隆起として捉えられることが生じている。斜め方

向または側面からの観察が実物の形態を反映している。

　以上のような樽型歪曲収差を十分に認識して内視鏡観察を行うことが重要であり，内視鏡レベルにおいて隆起型，陥凹型の判定は十分に注意すべきである。病変を正しく捉えるには色素のない正面像だけでは樽型歪曲収差に強く影響されるために不十分であり，色素撒布後の遠景および斜め像もしくは側面像が必ず必要である。また，拡大観察では視野角が狭くなるぶん，樽型歪曲収差の影響は少なく，むしろ病変の形態を正しく捉えやすい。

B. 通常内視鏡観察

　病変を発見したら，周囲の残渣を吸引し，病変に付着している残渣や粘液を除去するためにガスコン水で十分に洗浄を行う必要がある。粘液が付着した状態では病変の色調や表面の性状の評価が不十分になり，正しい評価が困難になる。粘液の付着が強固な場合はプロナーゼ®入りのガスコン水で洗浄する。洗浄後は遠景から病変の観察を行う。色素撒布チューブなどの鉗子を用いて病変をできるだけ正面視し，色調や空気変形の有無を観察する。藤井らが開発したnon-traumatic catheter[1]は粘膜に傷をつけずに洗浄や色素撒布もできる。微細な凹凸不整や発赤などの有無を確認し，その病変で最も重点的に観察する部分を認識し，その後のNBI観察や色素観察，および拡大観察に移行する。

C. 色素内視鏡観察

　色素拡大内視鏡検査は，色素を陥凹部や腺窩に貯留させて構造を際立たせるコントラスト法と，表面を染色させて描出する染色法とに分類される。病変の形態や陥凹の有無を観察するには前者が適しており，pit pattern診断も可能なことが多く，0.2％インジゴカルミンが使用される。後者としては，通常0.05％クリスタルバイオレットが用いられ，詳細なpit pattern観察に適している。当院では最初にインジゴカルミン撒布による色素内視鏡を行う。0.2％インジゴカルミンを病変全体に十分に色素がかかるように，必要なら何度か繰り返し撒布する。これにより病変の境界が鮮明に認識できるようになる。さらには表面の性状，陥凹の有無，陥凹の形態や辺縁性状を詳細に観察する。通常所見で病変を遠景で観察した後，適宜拡大観察し，pit pattern観察を行う。

　インジゴカルミン撒布による拡大観察でpit pattern診断が困難なもの，もしくはV型pit patternを呈する病変に対してはクリスタルバイオレット染色による色素拡大観察を行う。染色する際には粘液除去を十分に行った後，non-traumatic catheterを用いて病変部分に水滴を垂らすようにゆっくりと滴下する。病変がpit観察に適した程度まで染色されるには1〜2分かかる。染色後

はインジゴカルミン撒布時と同様に，遠景から近景へ近づきながら拡大率を徐々に上昇させて観察し，詳細な pit pattern 診断を行っていく。拡大観察することによって，病変の質的診断，癌であれば深達度まで，精度の高い診断を行うことが可能である。

D. 肉眼形態の観察—発育形態分類

観察時に発見した病変をフォローアップするか，内視鏡治療の適応か，外科的切除が必要か診断しなければならない。したがって病変の質的診断，癌の場合は深達度診断が必要である。その際，腫瘍径，通常観察所見，拡大観察所見（pit pattern，NBI 観察）と合わせて，肉眼形態からその病変がどのような発育進展をたどってきた腫瘍であるか考えることが重要である。

Adenoma-carcinoma sequence（ポリープ癌化説）が主流であった時代は，隆起したポリープを摘み取ればよいと考えられていたが，陥凹型腫瘍が発見され，その発育が速いことが論じられる中で，*de novo*（直接癌が発生する）説が大腸癌の main route として注目されている[2]。「大腸癌取扱い規約」による肉眼形態は，腫瘍の発育進展が加味されることなく観察されるままに分類されている。ゆえに，それぞれの肉眼形態から治療方針への連想が難しい。われわれは adenoma-carcinoma sequence により発育すると考えられる隆起型と平坦型に，*de novo* 癌と考えられる陥凹型を加えた発育形態分類（図 5）を使用している[3]。隆起型と平坦型が比較的緩徐に発育するのに対して，陥凹型は腫瘍径の小さいうちから粘膜下層に浸潤し，5 mm 程度の小病変においても SM 癌が認められ，外科的切除の適応となる病変も存在する。発育進展を加味した発育形態分類の理解は，適切な治療方針の決定に極めて有用である。

隆起型はⅠs，Ⅰsp，Ⅰp，平坦型はⅡa，Ⅱa＋dep，LST[4]，陥凹型はⅡc，Ⅱc＋Ⅱa，Ⅱa＋Ⅱc，Ⅰs＋Ⅱcに分類される。平坦型のⅡa＋dep は一見すると中央が陥凹して見えるが，発育の遅い腺腫であり，明瞭な段差を有する陥凹局面をもつⅡc（*de novo* 癌）とは全く異なる病変である。また，Ⅰs＋Ⅱc は全体として隆起しているが，インジゴカルミンを撒布すると辺縁に段差を伴った陥凹局面が認識され，病理学的には SM 深部浸潤癌である。これはⅡa＋Ⅱc の癌が粘膜下層へ浸潤するのに伴って陥凹内が隆起したものと考えられており，その発育進展から陥凹型に分類される。

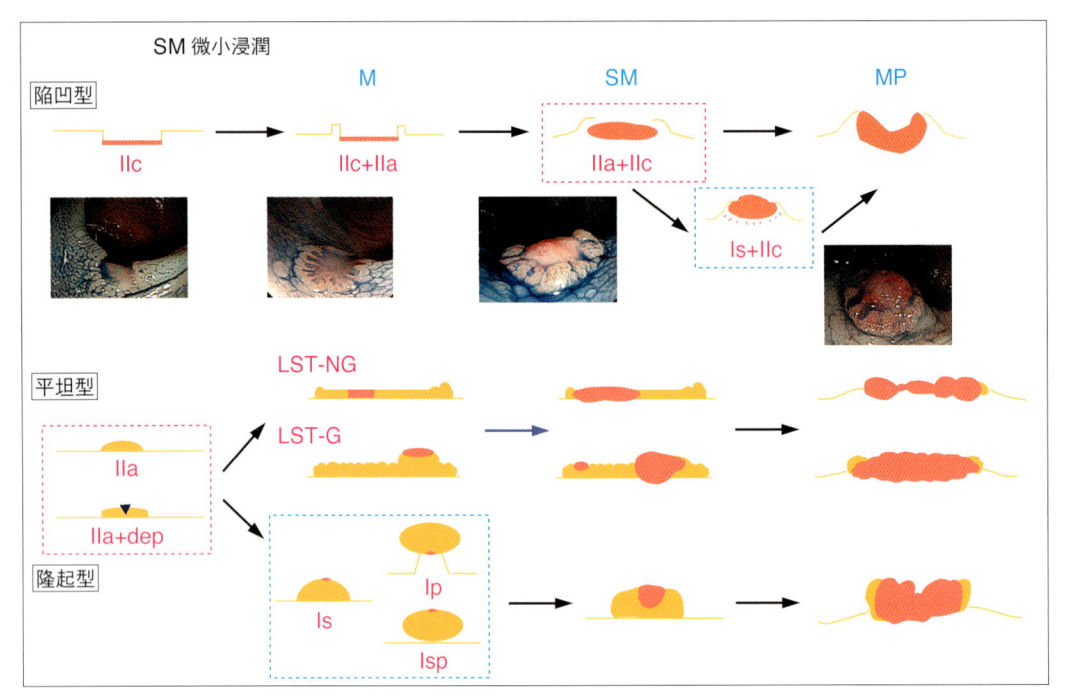

図5　大腸癌の発育進展を加味した発育形態分類

E. 色素拡大観察―pit pattern 診断

1) Pit pattern 診断の基本

　Pit pattern 分類は，正しい質的・深達度診断に基づいた治療方針の決定に非常に有用であり，不必要な生検や内視鏡治療を回避することができる。大腸 pit pattern 診断の解析は1960年代に始まり1980年代末にほぼ現在の分類と

◆ COLUMN ◆

視・観・察

　論語で孔子は，人物を評価するために，「視・観・察」の三段階の「見る」を用いて，その行為をありのままに見る必要性を説いている。
　「子曰，視其所以，観其所由，察其所安，人焉捜哉，人焉捜哉」
　「その人物の行動を視(み)，その動機を観(み)，その欲求を察すれば，誰であろうと本性がわかるものだ」
　大腸内視鏡で病変を「視」る。拡大内視鏡で表面構造を「観」る。さらには超拡大内視鏡で細胞や核までも「観」ることが可能となった。内視鏡医のわれわれは何を「察」なければならないのか考えてみたい。

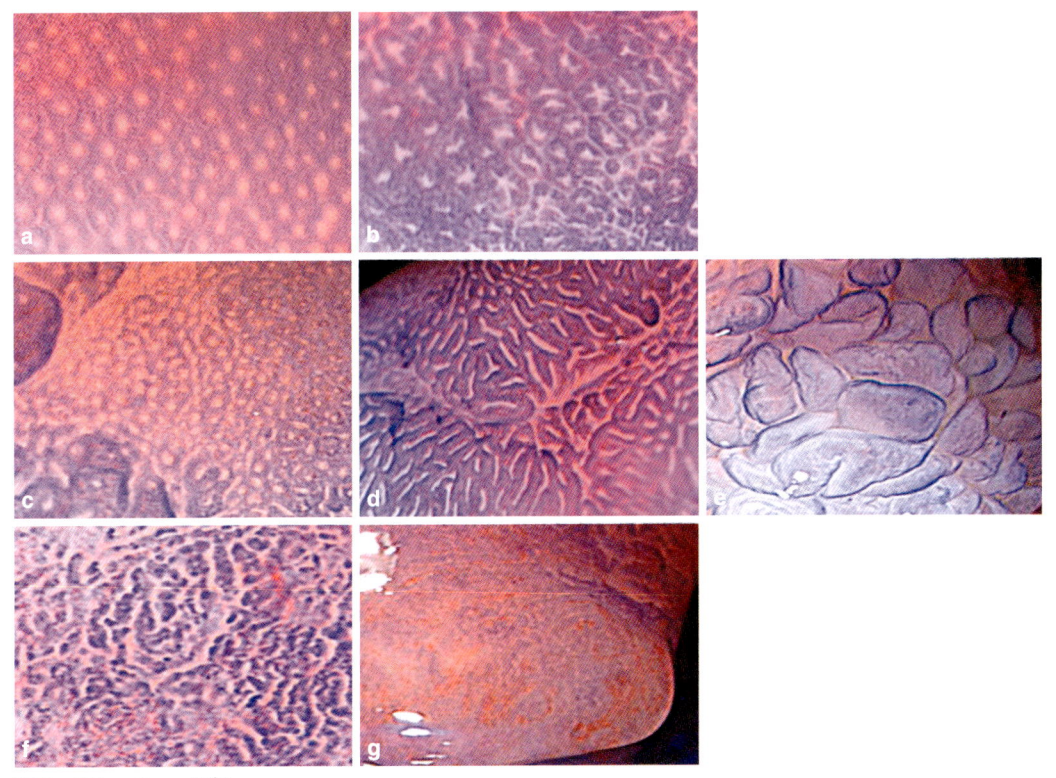

図6 Pit pattern 分類
a：I型，b：II型，c：IIIs型，d：IIIL型，e：IV型，f：VI型，g：VN型

なった。1993年，拡大電子スコープCF-200Zが登場し生体内でpit観察ができるようになり，pit pattern分類は徐々に普及し始めた。大腸のpit pattern分類は工藤分類が最も多く使用され，I・II・IIIL・IIIs・IV・V型の6つに分類されるKudo's classificationは，今や世界中で使用されている(図6)。

正常粘膜は，通常円形に観察される(I型pit)。粘膜組織が過形成となると，組織学的には鋸歯状構造であるが，水平断では星芒状に観察される(II型pit)。腫瘍性病変では，腺管開口部の形態が試験管状に細長いものや，小型な類円形のものが観察される。細長い変化は管状型pitとして表現されている(IIIL型pit)。全層性に発育する短い単一腺管構造をとるものは小型類円形pitを呈する(IIIs型pit)。IV型pitはIIIL型に近いが，明らかな分枝を有する樹枝状のIVb型(b；branch)と絨毛状のIVv型(v；villous)とに亜分類される。上皮が絨毛状増殖すると腺管開口部がはっきりわからなくなり，表面からは絨毛と絨毛の間の隙間(分葉溝)が観察される。これが脳回転状を呈するIVv型pit patternである。V型もVI型(I；irregular)とVN型(N；non-structure)に亜分類される。粘膜内の癌腺管が増殖すると，腺管と腺管の融合などの構造異型が起こ

り，pit の配列の乱れ・大小不同・左右非対称などの変化が出現し，pit が不規則となる（V_I 型 pit）。さらに粘膜下層深部に癌が浸潤すると，粘膜層の構造が破壊され粘膜下層の癌が表面に露出する。それに伴って間質反応（desmoplastic reaction）が起こり，表面からは，pit が観察されず無構造領域となる（V_N 型 pit）。

2001 年 4 月〜2011 年 6 月に当院で拡大観察後に切除された大腸腫瘍性病変 14,594 病変を対象とした pit pattern 分類と，その病理組織の対比を示す（**表 1**）。実際には局在や病変の広がり，肉眼形態，通常観察所見も総合的に判断して治療方針を決定しているが，pit pattern 診断からの治療方針をおおまかに記すと下記のようになる。

> **Pit pattern 診断による治療方針**
> ・Ⅱ型 pit を呈する過形成性ポリープは通常治療の対象とはならない。
> ・Ⅲ〜Ⅴ型は腫瘍性の pit pattern であり治療の対象となりうるが，$Ⅲ_L$ 型は管状腺腫の基本的な pit であり，腫瘍径の小さいものの大部分は非常に緩徐な発育をするため follow up が可能である。
> ・$Ⅲ_S$ 型は *de novo* 癌であるⅡc に特徴的な pit で基本的には内視鏡治療の適応であるが，陥凹型腫瘍であるため慎重な取扱いが求められる。
> ・Ⅳ型も内視鏡治療の適応であるが，しばしばⅤ型を伴いSM癌があることに留意して観察する必要がある。
> ・Ⅴ型 pit pattern を呈する病変は，リンパ節転移のリスクを念頭にM癌，SM微小浸潤癌と診断すれば内視鏡治療の適応であり，SM深部浸潤癌と診断した場合は外科的切除の適応となる。

表1 色素拡大内視鏡による pit pattern 診断と病理組織との対比

pit pattern	adenoma (dysplasia)		cancer		total
	low grade	high grade	M	SM	
$Ⅲ_L$	8,323 (83.4%)	1,126 (11.3%)	533 (5.3%)	0	9,982
Ⅳ	1,456 (47.4%)	768 (25.0%)	738 (24.0%)	108 (3.5%)	3,070
$Ⅲ_S$	69 (58.9%)	16 (13.7%)	30 (25.6%)	2 (1.7%)	117
V_I	90 (8.1%)	117 (10.5%)	504 (45.1%)	406 (36.2%)	1,117
V_N	0	0	16 (5.2%)	292 (94.8%)	308

2) V型 pit pattern の亜分類

　SM 深部浸潤癌の診断指標としての V 型 pit pattern の亜分類については，近年の動向を踏まえた上で以下に詳述する。

　V 型 pit pattern の亜分類は，施設により名称や表現しているものに相違があり混乱を招いていたが，V 型 pit pattern の亜分類は不整，無構造所見をそれぞれ V_I 型，V_N 型とすることで用語が 2001 年に統一された[5]。しかし，V_N 型 pit pattern が SM 深部浸潤癌の指標であるとされていたが，その診断基準が施設により異なっており，初学者や外国人に理解されにくいという欠点を抱えていた。

　そこで pit pattern の特徴的な変化を実証的に解明するとともに，その診断学的な意義を明らかにし，国際的にも通用する汎用的な分類を定めることを目的として，2002 年より厚生労働省癌研究助成金による「大腸腫瘍性病変における腺口構造の診断学的意義の解明に関する研究」(工藤班)が設置された。討論やアンケート調査を通じて，V_I 型，V_N 型 pit pattern の定義や境界について施設間で微妙に解釈が食い違っていることが浮き彫りにされた。完全な無構造領域がなくても pit の荒廃が強い病変には SM 深部浸潤癌が多いことがわかっており，それも一部の施設では V_N 型とされてきた。しかし V_N 型 = non-structure (無構造) という用語のニュアンスとの違いから，V_N 型 pit pattern の判定が理解しにくいと指摘された。

　2004 年 4 月に箱根 pit pattern シンポジウムが開催された。簡便であり，かつ理解しやすく，また分類に意味があり(深達度診断および治療方針決定の指針となる)，長年の研究に基づいた知見を反映されていることなどを基本理念として，V 型 pit pattern の定義の統一化を図るべく下記のようなコンセンサスが得られた[6]。

> **箱根合意**
> ①不整腺管構造を V_I 型とする。
> ②明らかな無構造領域を有するものを V_N 型とする。
> ③SM 癌の指標としての invasive pattern，高度不整腺管群，scratch sign は付記してもよい。

　このいわゆる「箱根合意」により V_I 型と V_N 型の境界が明瞭となり，従来の解釈と比較して理解しやすい分類となり，箱根合意に基づく V_N 型 pit pattern は SM 深部浸潤癌の明確な指標となった。

　しかし，その結果として V_I 型 pit pattern と診断される病変に M 癌〜SM 深部浸潤癌までが広く含まれることになったため，V_I 型 pit pattern において

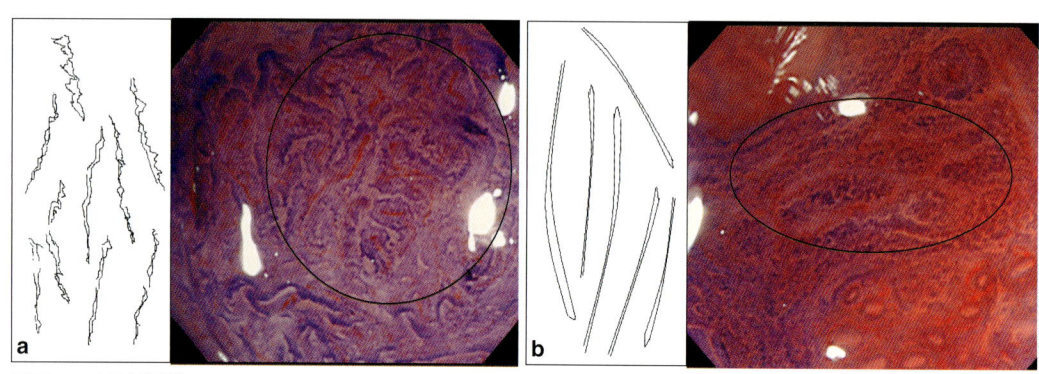

図7 V_I 高度不整
a：辺縁不整
b：内腔狭小

　SM深部浸潤を示唆する所見に関しての知見を蓄積することになった。2005年12月の工藤班班会議で，箱根合意を踏まえた上でV_I型高度不整 pit を SM 深部浸潤癌の指標の1つとすることとなり，具体的には下記のように定義された[1,7,8]。

V_I型高度不整の定義[9]

・V_I型高度不整：既存の pit pattern が破壊，荒廃したもの（図7）
　具体的には
・内腔狭小
・辺縁不整
・輪郭不明瞭
・stromal area（表層被覆上皮）の染色性の低下・消失
・scratch sign

　これによってV_I型高度不整も，具体性をもってSM深部浸潤癌の指標の1つとなった。このV_I型高度不整とV_N型が定義されたことにより，pit pattern 診断は大腸腫瘍の治療指針を簡便にかつ明確に決定できるツールとなった。すなわちV_N型を認めた場合は基本的に外科的切除を選択し，V_I型高度不整においては外科的切除を念頭に治療を考慮し，V_I型軽度不整やⅢ，Ⅳ型においては内視鏡治療を検討することになる。

　V_I型 pit pattern と診断されたSM癌における，V_I型高度不整のSM深部浸潤癌に対する診断特性を表2に示す。この診断特性を発育形態分類による肉眼形態別にみると，陥凹型腫瘍では特異度が非常に高いことが知られている。したがって隆起型や平坦型腫瘍の場合，V_I型高度不整を呈するSM微小浸潤癌も散見されるため，内視鏡治療を先行する選択肢が成立する[10]。しか

表2 V_I高度不整のSM深部浸潤癌における診断特性(SM癌285病変)

	SM深部浸潤(SM massive: SMm)	SM微小浸潤(SM slight: SMs)
	sm1c〜3	sm1a〜1b
V_I高度不整	146	21
V_I軽度不整	53	65

sensitivity: 73.4%, specificity: 75.6%, positive predictive value: 87.4%, negative predictive value: 55.1%, overall accuracy: 74.0%, likelihood ratio, LR(+): 3.0

し,陥凹型腫瘍では,V_I型高度不整を呈する病変のほとんどはSM深部浸潤癌であるため,V_N型を認めた場合と同様に外科的切除を考慮できる。

F. NBI拡大観察— vascular pattern診断

　NBI(Narrow Band Imaging)は,粘膜組織や血中のヘモグロビンの光学特性に最適化したスペクトル幅の狭い光(狭帯域光)を使うことにより,粘膜表層の毛細血管を強調表示する機能である。NBI観察で内視鏡の観察光の分光特性を狭帯域特性に変更することにより,毛細血管の観察が可能になった。大腸腫瘍では正常粘膜と比較すると表面の毛細血管が拡張し,異型度が高くなるにしたがって口径不同や走行異常が認められる。そのため,NBI観察下では腫瘍性病変をbrownish areaとして認識できる。また,NBI拡大観察を行うことでより明瞭に表面の血管所見を捉えることが可能となる。NBIは色素観察と比較すると準備が不要であり,また,スイッチ1つで画像が得られるために非常に簡便である。NBIが内視鏡の観察光の分光特性を狭帯域に変更することで画像を得るのに対し,同じ画像強調内視鏡でも,FICE(Flexible spectral-imaging color enhancement)はデジタル波長を任意に設定することにより,表面構造や微細血管を診断しやすい画像に処理することによって画像を得る技術である。FICEは,遠景像でも明るく,自由な抽出波長モードを設定できるが,実際の観察画像ではNBIと比較すると解像度が劣る傾向がある。当院では,NBI拡大観察で得られる所見を病変の形態や組織型別に整理し,NBI拡大所見を記載する際の用語として使用している。当院で使用しているvascular patternについて以下で解説する(図8)[11]。

　正常な大腸粘膜では正常腺管を取り囲むように毛細血管が走行し,蜂の巣状を呈している(normal pattern)。過形成性ポリープでは血管網が不明瞭であり,視認するのが困難である(faint pattern)。管状腺腫においては太さが揃った血管がネットワーク状に楕円形の腺管開口部を取り巻いている(network pattern)。管状絨毛状腺腫および絨毛状腺腫は大きい隆起型やLSTに多い。NBI拡大観察を行うと,血管が太くかつ密集しており,被覆上皮が濃く充血

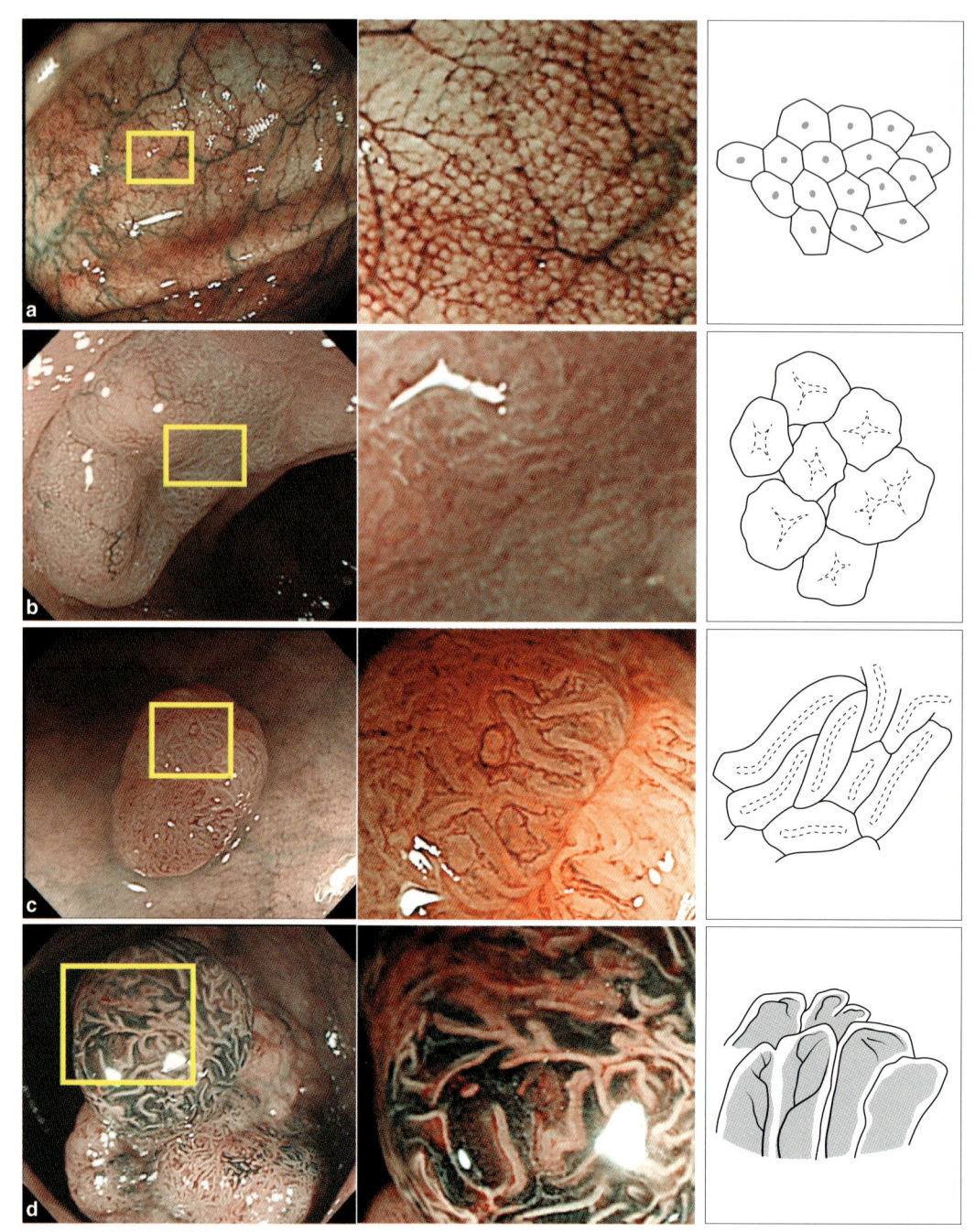

図8 NBI拡大観察による vascular pattern classification (次頁につづく)
a：normal pattern. 正常腺管を取り囲むような整然とした網目状の血管が観察される。
b：faint pattern. 血管が視認困難で走行を明瞭に追うことができない。
c：network pattern. 太さがそろった血管がネットワーク状に楕円形の腺管開口部を取り囲んでいる。
d：dense pattern. 血管が密集し，被覆上皮が濃く充血しているように観察される。

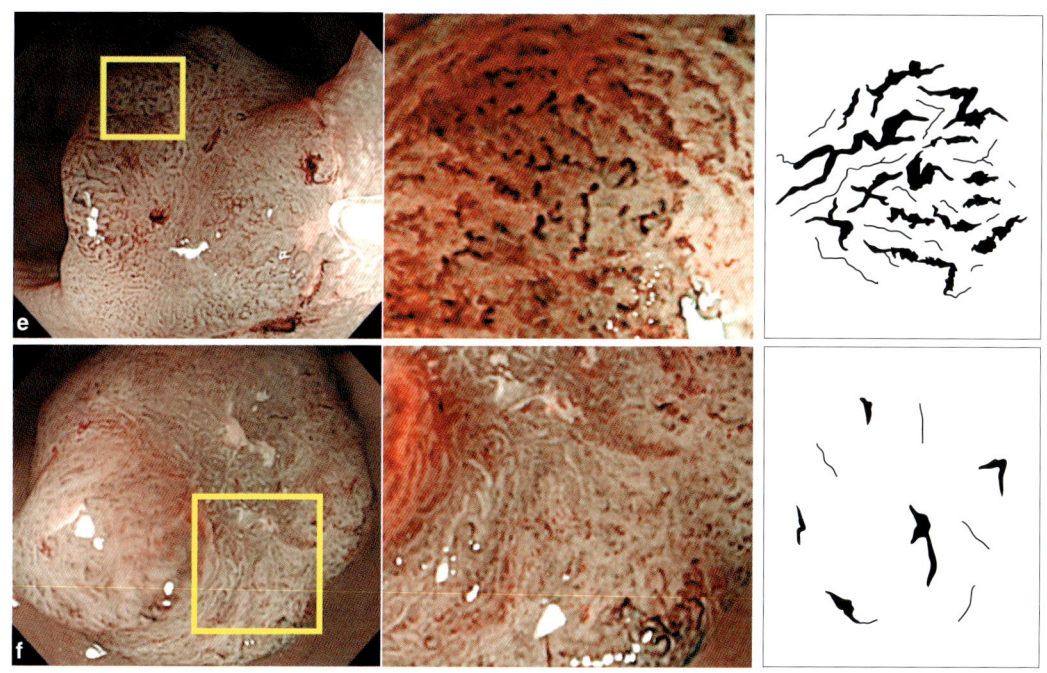

図8 NBI拡大観察による vascular pattern classification (つづき)
e：irregular pattern. 口径不同で蛇行が強く，途絶した太い血管が観察される。
f：sparse pattern. 血管密度が疎になり，視認できる血管も口径不同や走行の不整を認める。

◆ COLUMN ◆

こんなときどうする？　part 6

Q：術後の患者に対する挿入法・観察法の注意点について
A：腹部手術の既往がある場合，生理的屈曲部位に加え癒着による屈曲が予想される。特に泌尿器科・婦人科手術では下腹部，骨盤内の癒着が起きやすく，S状結腸の挿入の際の難易度・偶発症の危険性とも高くなる。しかし基本は同じく軸保持短縮法であり，用手圧迫や体位変換を繰り返しながら普段以上に愛護的な挿入を心がける。どうしても屈曲を越えられない場合や痛みの訴えがある場合は，より細径の内視鏡への変更や，鎮静剤投与なども考慮する。しかし痛みの訴えが強い場合には，穿孔などの危険信号と捉え，上級医への交代や中止を選択する勇気も必要である。観察の際も基本は同じであり，丁寧な操作による観察を心がけるが，癒着などにより普段とは異なる屈曲が死角となることもある。視野を確保するのにも体位変換を用いることや，ヒダ裏を観察する際には鉗子や先端アタッチメントを用いるのも有効である。

しているように観察される(dense pattern)。強拡大すると太い1本の血管ではなく，複数本の血管が絡み合っているのが観察できる。高異型度腺腫，M癌のNBI所見はnetworkおよびdense patternとほぼ同様の所見がみられるが，特にSM深部浸潤癌では浸潤部に一致して，口径不同で蛇行が強く，途絶したような連続性の追いにくい血管が観察される(irregular pattern)。陥凹性病変では辺縁の血管所見と比較すると，陥凹局面の血管が疎になる傾向があり，特に陥凹型のSM深部浸潤癌では疎になる傾向が顕著である(sparse pattern)。疎な領域を強拡大すると，1本1本の血管は口径不同で走行も不整である。平坦型(IIa型病変やLST)の高異型度腺腫や癌のNBI所見は，結節混在型のように隆起部分で異型度の強いものはirregular pattern，偽陥凹型ではsparse patternを呈する。sparse patternは，陥凹型やLST-NG(PD)のSM深部浸潤癌に特徴的であったが，その他のLSTや隆起病変でも，一部に明らかな陥凹局面を呈するものでは，その陥凹部においてsparse patternを呈する。NBIによるirregularやsparse patternはSM深部浸潤癌を示唆する所見と考えている。

　このように，NBI拡大観察は腫瘍・非腫瘍の鑑別および質的診断や深達度診断に非常に有用である。他施設からもNBI拡大観察による腫瘍・非腫瘍の鑑別の有用性[12]，および深達度診断に対する有用性[13-15]が多数報告されている。2006年1月〜2010年6月に当院で拡大観察後に切除された4,976病変を対象としたvascular pattern分類と，その病理組織の対比を示す(表3)。NBI拡大観察でfaint patternであれば非腫瘍と診断し，経過観察している。network，dense，irregular，sparse patternであれば腫瘍性病変と診断できるため，さらに詳細な質的診断を行うために色素拡大観察を行っている。Vascular

◆ COLUMN ◆

人種別の腸の長さ

　私はこれまで世界各地で大腸内視鏡挿入および治療のライブデモンストレーションを行ってきた。その先々で実感することは，人種によって腸には大きな違いがあるということだ。具体的には，腸の長さ，腸壁の厚さ，憩室の数などである。フランス人の腸が短いことは印象的であったが，一般に欧米人の腸は短く，壁が厚く，憩室が多い。一方，アジア人の腸は長く，壁が薄く，憩室が少ない傾向がある。これは人種それぞれの遺伝子や食習慣の違いによるものであろう。

　現在，日本は内視鏡分野において世界最先端を走っている。ゆえに今後も海外を往き来する内視鏡医は増えるであろう。外国人に大腸内視鏡をする際には，その多様性を謙虚に受け止め，臨機応変に検査を行ってほしい。

表3　NBI 拡大観察による vascular pattern 診断と病理組織の対比

vascular pattern	pathological diagnosis					total
	hyperplastic polyp	adenoma	M	SMs	SMm	
faint	132	63[*1]	2[*2]			197
network	22	3,099	460	46	11	3,638
dense	4	566	261	8	9	848
irregular		5	56	6	92	159
sparse			16	8	110	134
Total	158	3,733	795	68	222	4,976

SMs：SM 微小浸潤，SMm：SM 深部浸潤，M：粘膜内癌
[*1]：47 例は serrated adenoma
[*2]：serrated adenoma の癌化

pattern 診断は，これまでの当院のデータによると，癌の深達度診断に関しては，irregular/sparse pattern を SM 深部浸潤癌の指標とした場合，pit pattern 診断の深達度診断能と比較すると感度は高いものの，特異度・正診率がやや低く，深達度を深読みする傾向があった[16]。ゆえに irregular，sparse pattern を呈する病変はクリスタルバイオレット染色による色素拡大観察を施行し，pit pattern を詳細に評価し治療方針を決定する必要があると考えられる。

G. 拡大内視鏡観察の実際

1) 通常観察

空気量を調節し，空気変形の有無がないかどうか，また微細な凹凸不整，発赤や白斑などの存在の有無を確認する。この際に病変内の最も着目すべき部分をはっきりとさせることが重要である。

2) NBI 観察

拡大して vascular pattern の評価を行う。明らかな腺腫であれば NBI だけでも質的診断は可能であるが，表面の凹凸不整のある病変や irregular pattern や sparse pattern を呈する病変で治療方針に迷うときには色素観察を行う。

3）色素撒布

0.2％インジゴカルミンを撒布すると，病変の境界，陥凹の有無，陥凹の形態，段差などが明瞭となる。

4）拡大観察

遠景から近景へ，徐々に拡大倍率を上げて観察する。不整のない pit pattern はインジゴカルミン撒布による拡大観察のみで評価できる。

5）染色

インジゴカルミン撒布によるコントラスト法で，pit pattern の評価が難しい場合は，0.05％クリスタルバイオレット染色を行う。染色後はインジゴカルミン撒布時と同様に，遠景から近景へ近づきながら拡大率を徐々に上昇させて計画的に観察する。

以上のような順序で観察を行うことで，全体像から vascular pattern や pit pattern にいたるまで病変を詳細に観察することが可能になる（図9）。そのため，病変固有の観察すべきポイントを捉えやすくなり，正確な診断につながる。写真が連続性を持っていることによって後で術者以外の第三者が検討する際に客観性を有することになり，切除後の病理組織との1対1対応も容易になる。

H. 超拡大内視鏡観察―endocytoscopy

1）超拡大内視鏡の概要

通常内視鏡，NBI・色素拡大観察による診断学の進歩によって大腸病変の質的診断，深達度診断が精巧になされるようになってきた。色素拡大観察により病変表層の構造異型および間質反応が観察できるためである。しかし内視鏡診断の精度がどれほど正確になっても，最終的な診断は切除後の病理組織学的診断である。一方で超拡大内視鏡（endocytoscope）は，約450倍の拡大倍率を有しており，病理組織を採取することなく生体内で病変内の細胞レベルまで観察することができる。超拡大内視鏡を用いることにより，生体内で質的診断が可能な時代が来ようとしている。

われわれが使用している一体型超拡大内視鏡（CF-Y0001：図10）は，太さ13.6 mm の高度可変型の内視鏡である。ズームレバー操作で通常観察，拡大観察，そしてボタン操作で超拡大観察まで行うことができる。超拡大は倍率固定

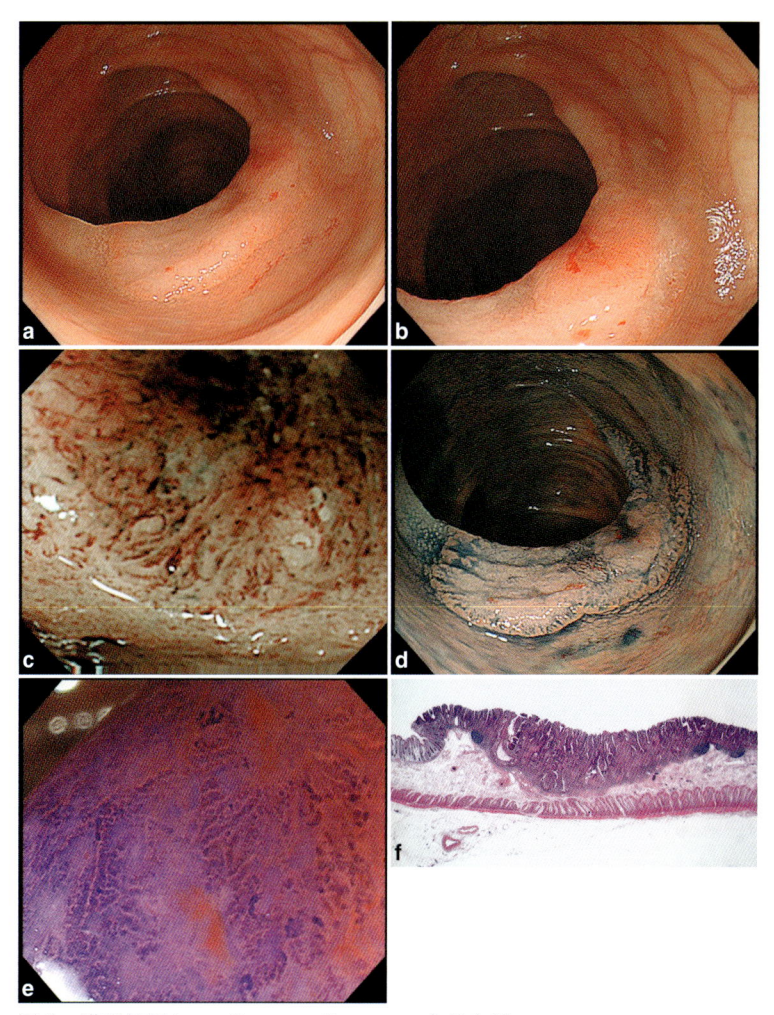

図 9　横行結腸 laterally spreading tumor（LST）40 mm
a：通常観察。横行結腸に約 1/3 周性の LST（non-granular type）を認めた。
b：通常近接像では病変内に赤色調の扁平な隆起を認めた。
c：NBI 拡大観察。扁平隆起部は irregular pattern を呈した。
d：インジゴカルミン撒布像。病変と正常粘膜との境界，表面の性状がよりはっきりと観察された。
e：クリスタルバイオレット染色像。irregular pattern の領域は V_I 高度不整であり，SM 深部浸潤癌と診断した。
f：病理組織標本

式であり，拡大レベルは 450 倍，画像の取得深度は 50 μm である。超拡大観察は標的粘膜にスコープ先端を軽く接触させて行う。また，ウォータージェット機能が備わっており，フットスイッチで簡単に病変の洗浄を行うことが可能である。

　観察方法は，通常観察で病変に付着している粘液や残渣をよく洗浄したのちに，ルーチンの拡大内視鏡検査を行う。その後に 0.05％クリスタルバイオレッ

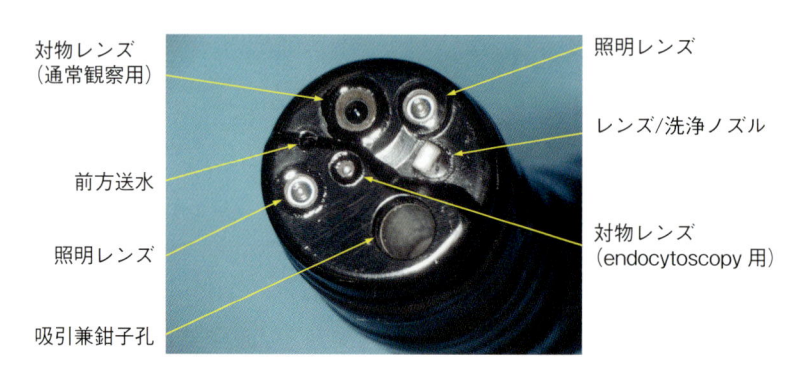

図10　一体型超拡大内視鏡（CF-Y0001）

ト染色および1％メチレンブルー染色を行う。染色後に1～2分経過すると，クリスタルバイオレットにより細胞質が，メチレンブルーにより核が濃く染色される。病変の粘液を水洗し，病変にendocytoscopyのCCDを接触させて手元のスイッチを切り替えると，超拡大観察画像が観察でき細胞異型および核異型が観察できる。

2）超拡大内視鏡による診断（EC分類）

当院では2005年5月より超拡大内視鏡を用いており，観察される腺腔形態，腺腔縁，上皮細胞核の形態および核/細胞質比（N/C比）に着目し，超拡大内視鏡分類（Endocytoscopic Classification：EC分類）を用いている（**図11**）[17,18]。正常粘膜では，小さく円形の腺腔が明瞭に観察され，腺腔縁は平滑で，大きさの揃った小型の核が腺腔縁付近に配列する（EC 1a）。過形成性ポリープになると

◆ **COLUMN** ◆

ゲーテの言葉から

Johann Wolfgang von Goetheの言葉に，"Man sieht nur das, was man weiβ"（You only see what you already know）がある。知らぬものは視えないという意味で理解できよう。長く内視鏡診療に従事している中で，Ⅱc病変の見つけ方について思ったことは，通常観察ではわずかな発赤と陥凹を呈するのみであるⅡc病変が存在することを知らなければ，病変の診断はおろか視ることも決してできないだろうということだ。さらに，検査中はこの病変が必ずあるはずだと常に心に留め観察を行うことが重要である。人は自分が視ようとするものを見つけるのである。

[非腫瘍]

EC 1a
腺腔円形

EC 1b
腺腔鋸歯状

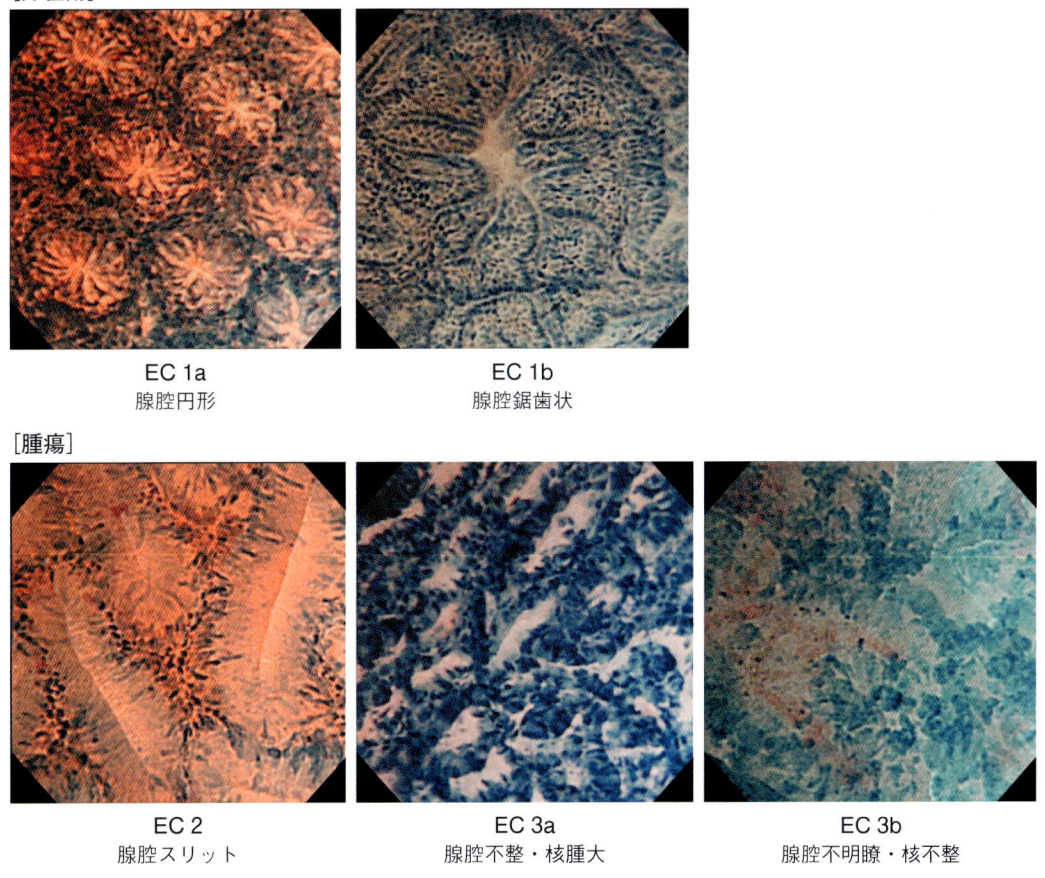

[腫瘍]

EC 2
腺腔スリット

EC 3a
腺腔不整・核腫大

EC 3b
腺腔不明瞭・核不整

図 11　超拡大内視鏡による EC 分類

腺腔が鋸歯状に観察され，粘液顆粒と思われる細かい顆粒が細胞質内に密在する(EC 1b)。腺腫〜粘膜内癌では腺腔は明瞭なスリット状になり，腺腔縁は平滑で核は軽度腫大しているものの，比較的均一な大きさを示す(EC 2, 図 12)。明らかな癌になると腺腔は不整形，腺腔縁は粗糙であり，類円形の腫大した核が多数認められる(EC 3a, 図 13)。SM 深部浸潤癌で，間質反応が表層に露出してくるような病変では腺腔の認識は困難であり，大小不同の不整形の腫大した核が充実性に観察され，また不整形の核の集塊と集塊の間の領域にリンパ球などの炎症細胞と思われる小円形の核が多数存在してくる(EC 3b)。2005 年 5 月から 2010 年 6 月までの EC 分類と病理組織診断の対比を示す(表 4)。

　超拡大内視鏡を用いることで，大腸腫瘍性病変の optical biopsy(光学生検：生検をせずに病理診断を行う)ともいえる細胞観察を行っているが，これまでのデータから腫瘍・非腫瘍の鑑別や質的診断は可能であり，表層の病理組織像をほぼ正確に診断できると考えている。今後はデータを集積することで細胞異

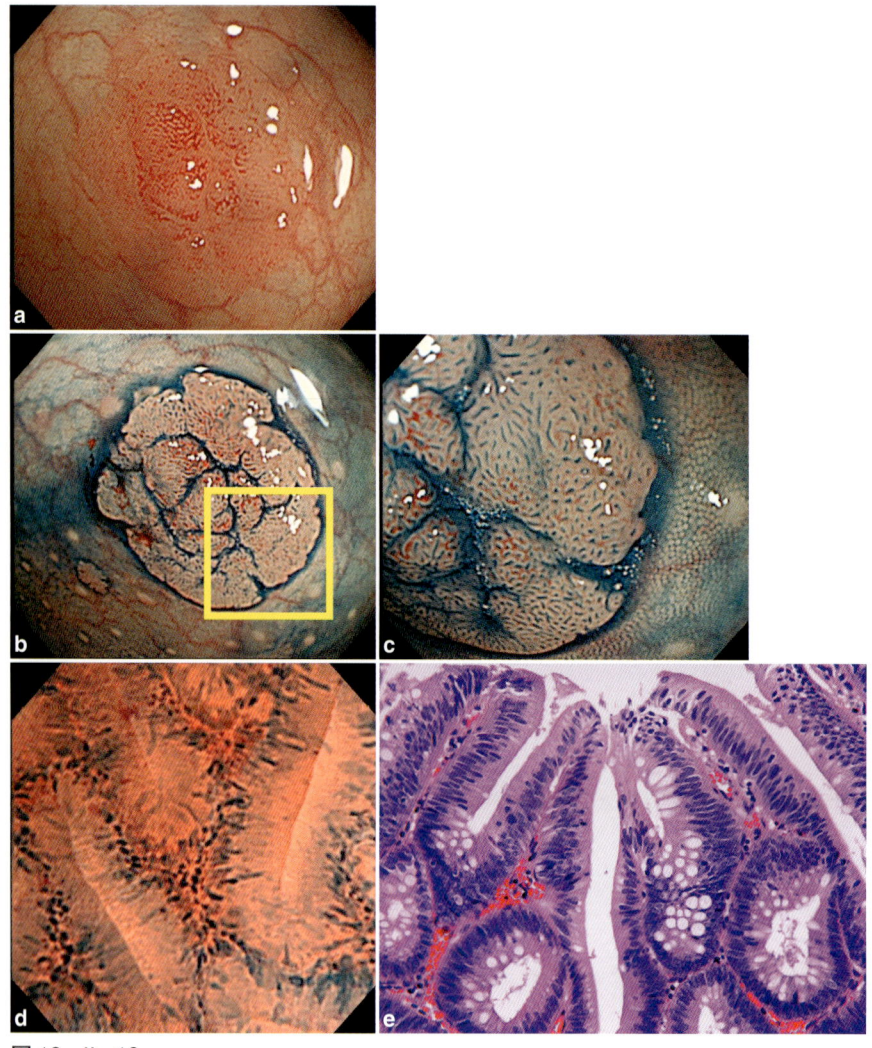

図 12　IIa 10 mm
a：通常観察。中央部に軽度の発赤を伴う平坦型病変を認める。
b：インジゴカルミン撒布像。境界がより鮮明に観察される。
c：拡大観察。IIIL 型 pit pattern であった。
d：超拡大内視鏡所見。腺腔は明瞭なスリット状で，核は比較的均一な大きさを呈している。EC 2 であった。
e：病理組織標本（HE 染色）。Tubular adenoma であった。

型や核異型から高異型度癌，低異型度癌の鑑別，癌の分化度の診断までできるかどうか，検討中である。それに加え，超拡大内視鏡は病変内を走行する異型血管の太さや走行，赤血球の動きまでも観察可能であり，NBI 拡大診断で論議される血管診断学においても大きな貢献が期待できる。生体内で細胞異型，核異型まで診断できる超拡大内視鏡は，大腸腫瘍の本質に迫る診断を可能とする次世代のデバイスである。

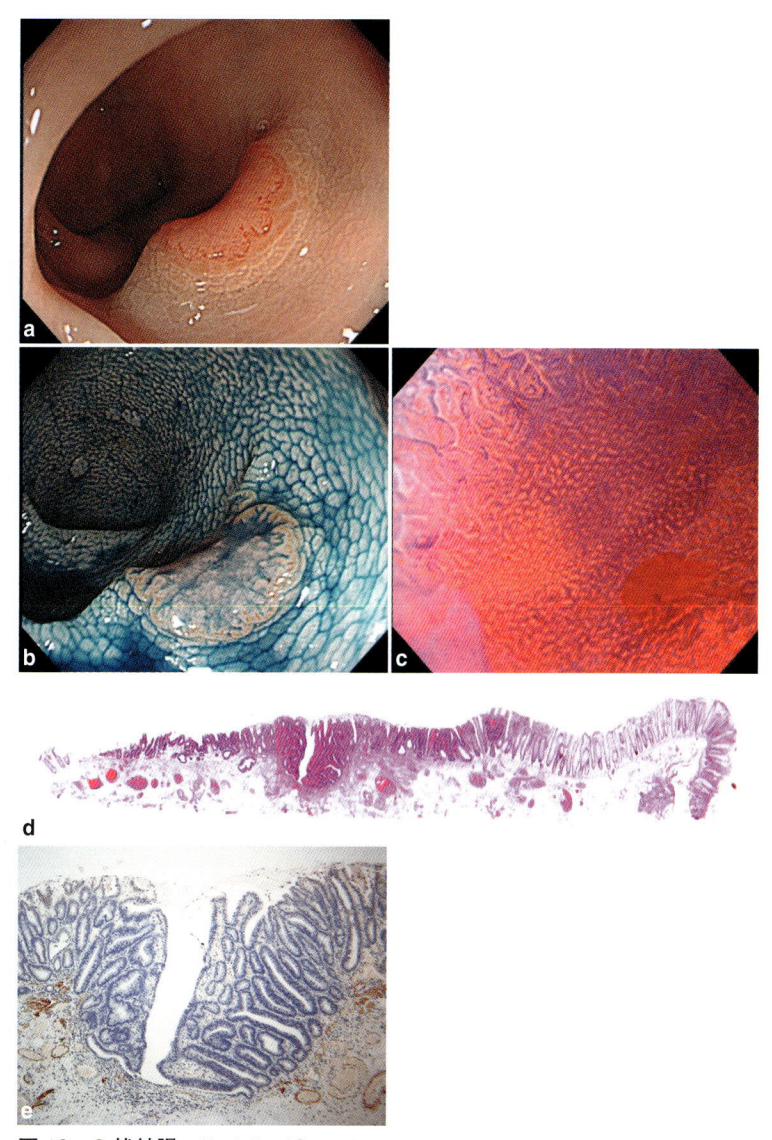

図13　S状結腸　IIc＋IIa 10 mm（次頁につづく）
a：通常観察。S状結腸の発赤調の病変を認めた。
b：インジゴカルミン撒布像。陥凹局面に一致してインジゴカルミンのたまりが確認でき，肉眼型はIIc＋IIaと診断できる。
c：クリスタルバイオレット染色拡大像。陥凹局面内にIIIs型pit patternが観察された。粘膜内病変と診断し，EMRを施行した。
d：病理組織標本（HE染色）。adenocarcinoma（tub1），sm1a（pSM 300μm），ly0，v0，HM0，VM0であった。
e：陥凹局面の一部で粘膜筋板が途絶し，SM微小浸潤が確認された。

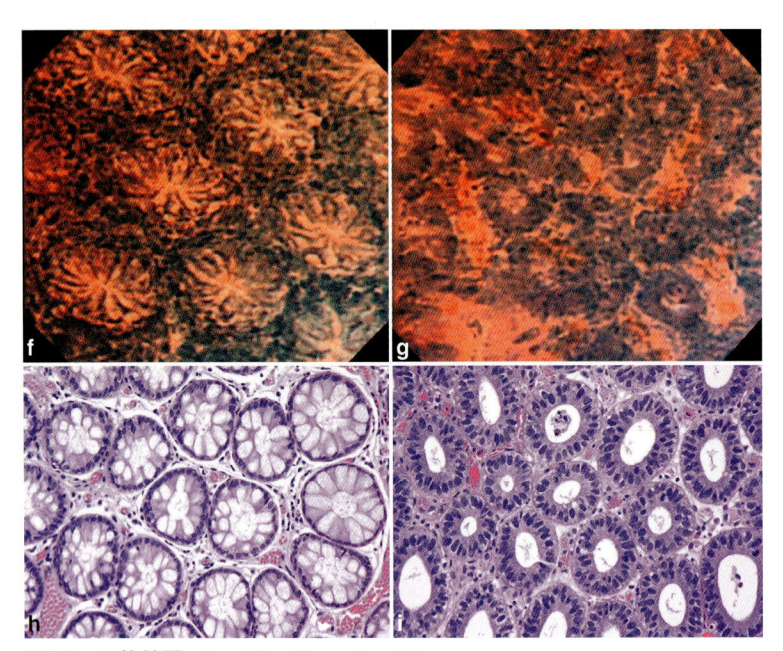

図13 S状結腸 IIc＋IIa 10 mm(つづき)
f：正常粘膜（周囲粘膜）の超拡大内視鏡所見。大きさの揃った小型の核が腺腔縁付近に配列しており，EC 1a である。
g：病理標本の水平断の病理組織像。腺腔は円形で核も類円形であった。
h：陥凹局面内の超拡大内視鏡所見。腺腔は不整かつ核は腫大しておりEC 3a である。
i：水平断の病理組織像。N/C比の高い細胞が配列しており，癌の所見であった。
超拡大内視鏡のほうが腺腔の構造異型や核異型の不整が強く，また腺腔間の血管もよりはっきりと観察された。
病理標本は切除後にホルムアルデヒドによる脱水が起きており，生体内観察と比較すると細胞・核の形態が若干異なる可能性が考えられた。
生体内での腫瘍細胞の観察のほうが悪性度が高く観察される可能性がある。

表4 EC分類による超拡大内視鏡診断と病理組織との対比

Endocytoscopic Diagnosis	Pathological diagnosis						Total
	Normal mucosa	Hyperplastic polyp	Adenoma	M	SMs	SMm	
EC 1a	10						10
EC 1b		13					13
EC 2			81	25	2	2	110
EC 3a			5	16	7	6	34
EC 3b				1	1	71	73
Total	10	13	86	42	10	79	240

M：粘膜内癌，SMs：SM微小浸潤，SMm：SM深部浸潤

VII 大腸腫瘍性病変の内視鏡治療

1 大腸腫瘍における内視鏡治療の適応

　内視鏡治療は，転移がない粘膜下層浸潤までの病変に対して施行される。転移が疑われる症例や筋層以深に浸潤する進行癌には外科的切除を選択することは言うまでもない。そのため通常および拡大内視鏡観察により病変の質的診断，とりわけ癌の場合は深達度診断を行うことが重要である。

　臨床上，内視鏡治療か外科的切除かの選択が問題になるのは，粘膜下層に浸潤すると考えられる癌(SM癌)，もしくは腫瘍径の大きなLST(laterally spreading tumor；側方発育型腫瘍)の場合である。

　1984年，われわれが提唱したsm浸潤度分類[1]は垂直方向の浸潤のみでなく，水平方向の浸潤の広がりを重視していることが特徴であり(図1)，粘膜下層1/3までの浸潤でも水平方向に半分以上の幅をもって浸潤(sm1c)があれば，SM深部浸潤としている。当院において2001年4月から2011年9月までに内視鏡治療ないし外科的切除を施行したSM癌は712病変であった。そのうち497病変に追加腸切除を含む外科的切除が施行された。そのうち進行癌合併などによる19病変を除いた478病変中，50病変(10.5%)にリンパ節転移を認めた。表1の左側に，sm浸潤度分類におけるSM癌712病変の脈管侵襲陽性数を，右側には，外科的切除された478病変のリンパ節転移陽性数を示した。脈管侵襲はsm1a/bでもわずかに認められるが，sm1c以深になると急に頻度が増加する。リンパ節転移はsm1a病変の1例に認めた以外は，全例sm1c以深の病変で認められた。したがってリンパ節転移はほぼSM深部浸潤癌に存在することになる。

　このことは，拡大内視鏡観察により深達度診断をすることがいかに重要であるかを示すもので，pit patternの項目で述べたとおり(p.106参照)，V_N型を認めた場合は基本的に外科的切除を選択し，V_I型高度不整においては，外科的

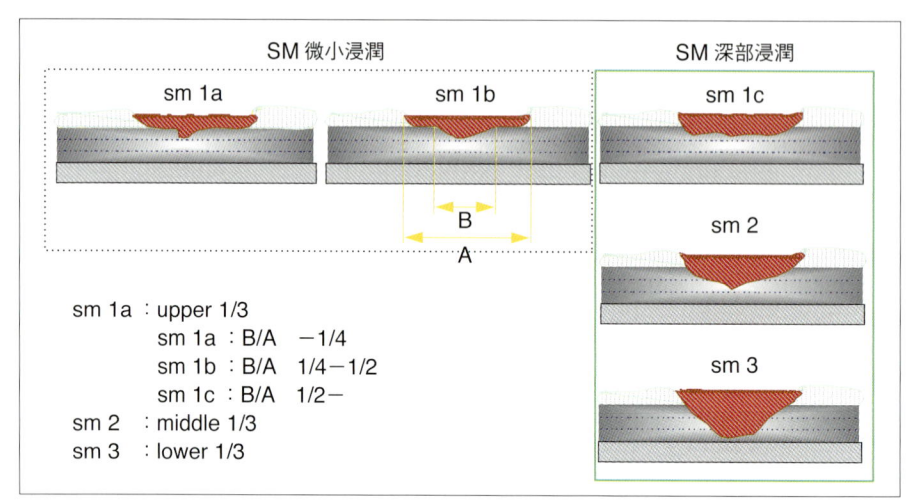

```
                SM 微小浸潤                          SM 深部浸潤
         sm 1a         sm 1b                sm 1c


                          B
                          A

    sm 1a : upper 1/3                        sm 2
        sm 1a : B/A   −1/4
        sm 1b : B/A   1/4−1/2
        sm 1c : B/A   1/2−
    sm 2  : middle 1/3                       sm 3
    sm 3  : lower 1/3
```

図1　sm 浸潤度分類

表1　sm 浸潤度分類と脈管侵襲・リンパ節転移

	N	脈管侵襲		N	リンパ節転移	
		ly(+)	v(+)		n 1	n 2, 3
sm 1a	168	14(8.3)	7(4.2)	32	0	1
sm 1b	22	5(22.7)	2(9.1)	8	0	0
sm 1c	65	23(35.4)	14(21.5)	54	7	0
sm 2	306	142(46.4)	109(35.6)	240	23	3
sm 3	151	50(33.1)	46(30.5)	144	13	3
total	712	234(32.9)	178(25.0)	478	43(9.0)	7(1.5)

( )：%

切除を念頭に治療を考慮し，V_I 型軽度不整やⅢ，Ⅳ型においては内視鏡切除を行うのが臨床上最も合理的である．実際には病変の局在や広がりなどの通常観察所見や臨床的な患者背景も総合的に判断して治療方針を決定するべきであるが，発育進展を加味した肉眼形態(p.106 の図5参照)と pit pattern 診断による大腸腫瘍に対する治療方針を図2に示す．

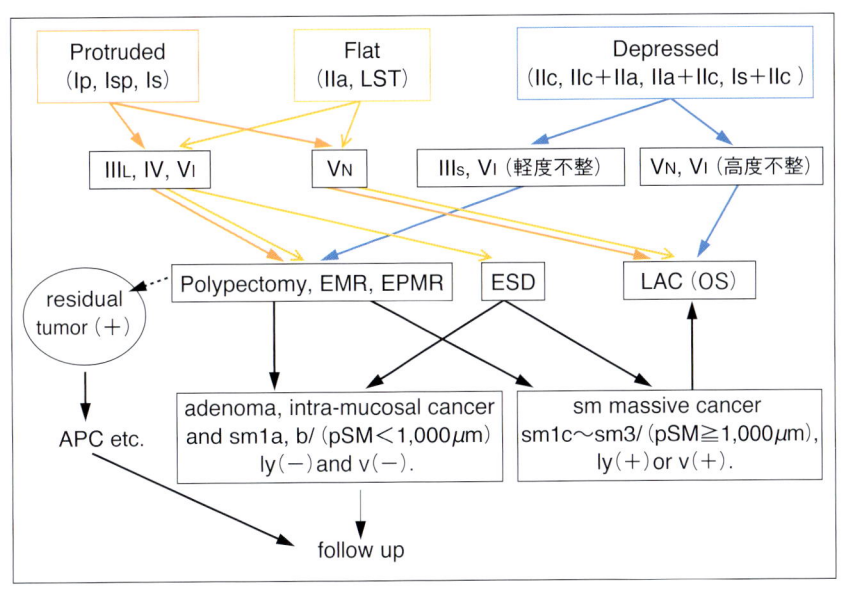

図2 発育形態分類とpit pattern診断に基づいた大腸腫瘍性病変の治療方針[2)]
治療方針の決定には，まず肉眼形態（発育形態分類に従う）を診断することが重要であり，さらに拡大観察によるpit pattern診断を行うことにより，質的・量的診断（深達度診断）が可能となる。
EPMR：endoscopic piecemeal reaction
LAC：laparoscopic-assisted colectomy
OS：open surgery

2 EMR・ESDの適応

　LSTのようにポリペクトミーで一括切除が困難な場合は，基本的にEMR（endoscopic mucosal resection）の適応となる[3)]。隆起型（Ip・Isp）や5mm以下の病変は局注をしなくてもポリペクトミーが可能である病変がほとんどであるが，IsやLSTは腫瘍径が大きくなるとスネアリングが難しくなるため局注による病変挙上が必要である。ESD（endoscopic submucosal dissection）は現在先進医療として治療が行われている[4)]。適応病変は，「EMRでは一括切除が困難な2cm以上の大きさで，かつ，拡大もしくは超音波内視鏡診断による十分な術前評価の下，本法による根治が期待される早期大腸癌と考えられた病変。また，腺腫であっても，EMR時の粘膜下局注による病変の挙上が不良な病変やEMRでは切除困難な1cm以上のEMR後遺残・再発病変も含む」とされている。よって，ESD適応病変の多くはLSTということになる。

LSTには4つの亜分類があり，それぞれに臨床病理学的特徴が異なるため，当院では亜分類別(図3)に内視鏡治療の適応を考慮している．**表2**の亜分類別のSM浸潤率で示すように，LST-NG pseudo depressed type(PD；偽陥凹型)は腫瘍径が小さくともSM浸潤率は高く陥凹型腫瘍に近い性質を持つ．また実際の治療においてもnon lifting sign陽性であることがほとんどであり，ESDの絶対適応である．一方でLST-G homogeneous type(G；顆粒均一型)は腫瘍径が大きくなってもSM癌率は低く，ほとんどの病変がEMRの適応である．SM深部浸潤癌である場合はV_I型高度不整pit patternを伴うことがほとんどで術前の診断が可能であり，その場合には診断的治療目的のESDもしくは腹腔鏡手術となる．LST-G nodular mixed type(M；粗大結節型)とLST-NG flat elevated type(F；平坦隆起型)は腫瘍径が大きくなるに従いSM癌率が高くなる．その場合，粗大結節やV_I型pit patternを示す部位でSM浸潤しているため，その領域がEMRによって一括部分切除できない場合にはESDの相対適応となる．

　当院では2003年9月よりESDを導入し，デバイス環境の整った2009年からは積極的に施行している．2012年1月時点で396例に対し施行し，一括切除率95.7%(379/396)，穿孔率2.7%(11/396)と良好な成績を収めている．大腸ESDではスコープは術前精査時に使用する拡大内視鏡ではなく，送水機能付きの細径スコープである．細径スコープの利点は先端硬性部が短く，屈曲角が大きいことである．しかし細径であるがゆえに深部結腸における操作性に問題がありパラドキシカルになりやすい．そのため軸保持短縮法によるS状結腸および横行結腸の直線化が特に重要である．

顆粒型(granular type)
顆粒均一型：homogeneous type(Homo)　　結節混在型：nodular mixed type(Mix)

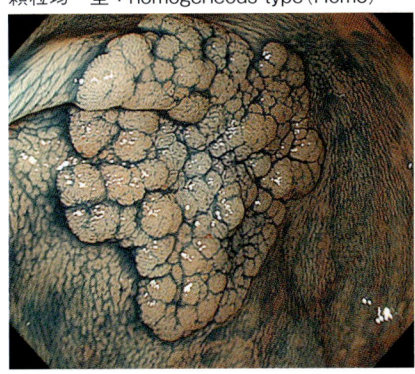

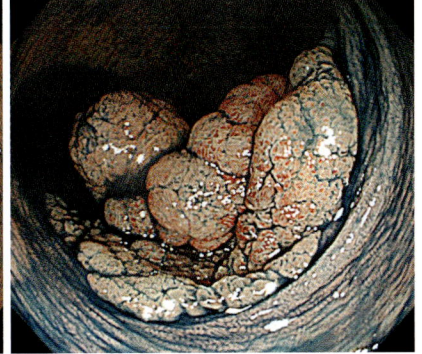

非顆粒型(non-granular type)
平坦隆起型：flat-elevated type(F)　　偽陥凹型：pseudo-depressed type(PD)

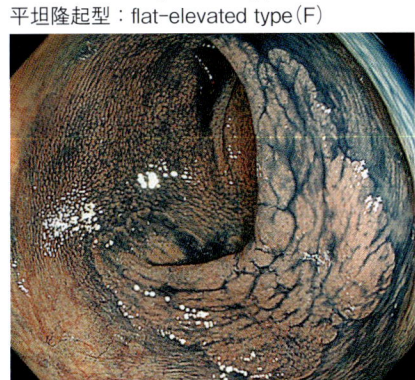

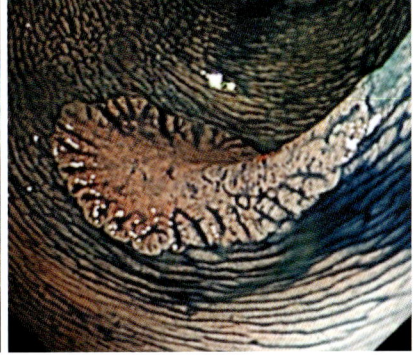

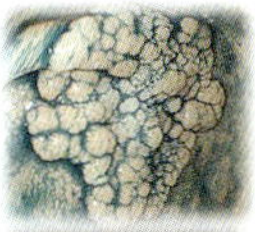

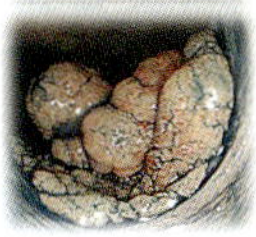

図3　LSTの亜分類

表2　LST亜分類別のSM癌率

Granular type (LST-G)	size (mm)				total
	10〜19	20〜29	30〜39	40〜	
Homogeneous (H)	0/166 0%	1/132 0.8%	1/65 1.5%	2/89 2.2%	4/452 0.9%
Nodular mixed (M)	5/44 11.4%	13/75 17.3%	12/54 22.2%	27/105 25.7%	57/278 20.5%
Non granular type (LST-NG)					
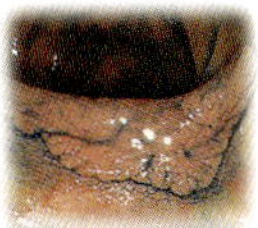 Flat-elevated (F)	22/396 5.6%	24/176 13.6%	8/60 13.3%	12/33 36.4%	66/665 9.9%
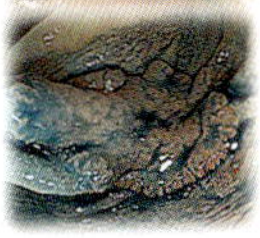 Pseudo-depressed (PD)	24/77 31.2%	34/74 45.9%	15/23 65.2%	4/6 66.7%	77/180 42.7%

3 EMR・ESD の手技の流れ

A. 内視鏡治療を始める前に

　EMR では，通常のスコープを使用することが多いが，ESD では，送水機能付き細径スコープを使用する。このスコープでは，ESD 後のトリミングが容易であり，止血時に術野を洗浄しながら処置を行うことが可能となる。また，粘膜下層へのアプローチは細径スコープのほうが狭いスペースへ潜り込め操作性がよい。この際，先端フードの装着は必須である。

　治療時間が長くなるときは，腹部膨満感の軽減が疼痛コントロール，腸蠕動の抑制につながるため CO_2 送気にしたほうがよい。塩酸ペチジンなどの麻薬系の鎮痛剤使用も同様のことが言える。ESD の高周波装置は ICC200，ICC350，VIO300D（エルベ），ESG-100（オリンパス）のいずれかを使用したほうが安全に切開・剥離・止血が行える。

B. 前処置

　腸管洗浄をしっかりすることは治療をしやすくするだけでなく，穿孔後の腹膜炎の予防の意味でも大切である。当院では，ESD の前日は流動食としている。

C. 処置具について

　EMR は，病変に合わせてスネアを選択する。大きな病変に対しては Kudo's snare（パワースネア）が有用である（図4）。

　ESD を始める前にできれば半年程度は先進施設で研修することが望ましい。ESD ナイフは，自身が研修している施設で使用しているものをまずしっかり習練するべきである。最初は手技を習得することが先決で，ある程度習熟した後に様々なナイフを使用することが望ましい。

　図5 では EMR の，図6 では ESD の実際の手技の流れをそれぞれ示す。

3. EMR・ESD の手技の流れ　129

図 4　Kudo's snare（パワースネア）
横軸に対しスネアループが大きく展開し，広い面積の粘膜を確実に捉えることができる。また，手元のハンドル操作で，ループ径の調節が可能である。

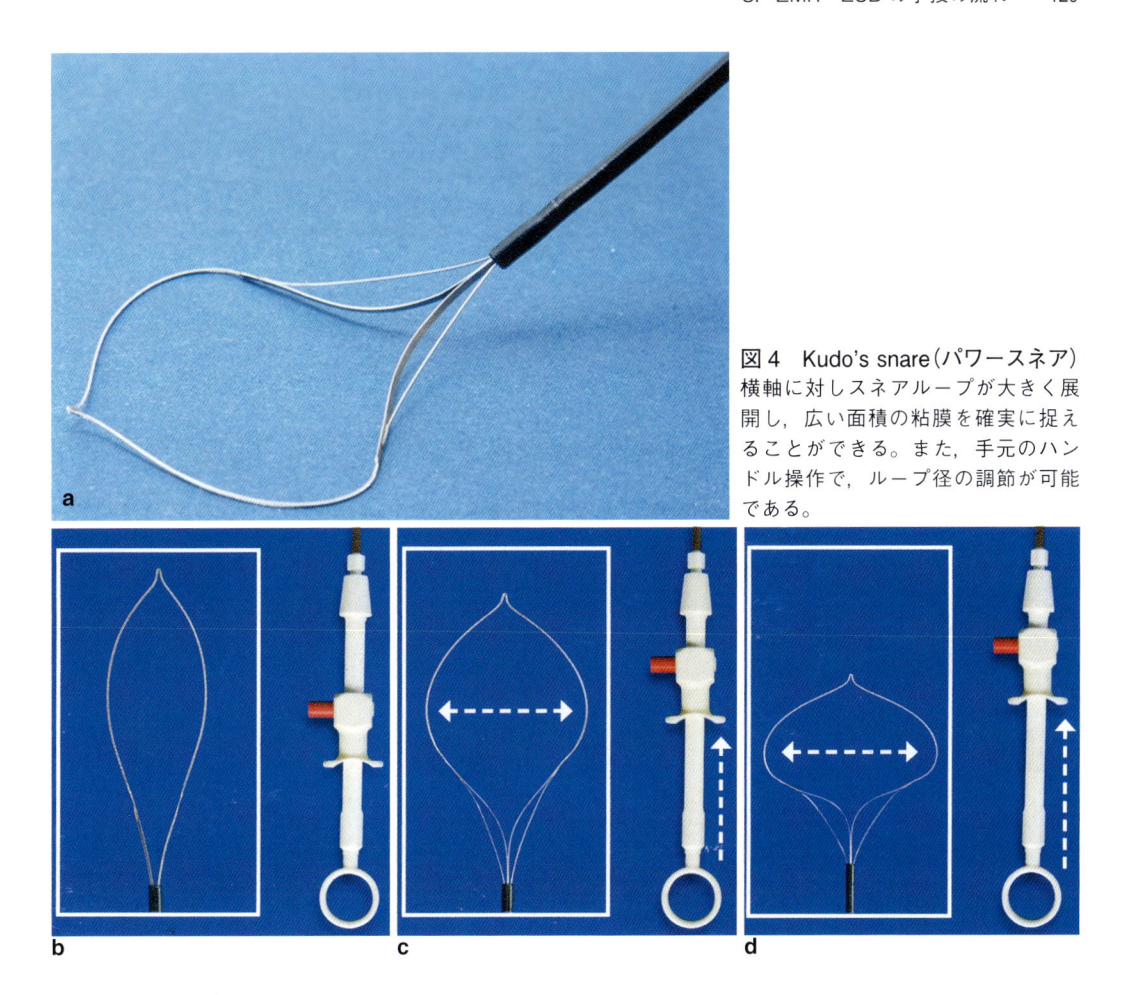

◆ COLUMN ◆

「CF が上達すれば，ESD など内視鏡治療・処置が飛躍的にうまくなる（左手の微妙な使い方，微妙なスコープコントロール）」

　　CF は ESD におけるファイバーコントロールを身につける絶好の機会である。基本的には軟性内視鏡というのはただの管状構造であり，同一目的部位に到達しようとする際，アップダウンでトルクをかけても，左右アングルで行っても外観上の形状はほとんど変わらないはずである。観察画面上においても画像を回せば，同じ構図の写真になるであろう。しかし，決定的に違う点は鉗子孔と病変の位置関係である。ESD においてはこのことの重要性が顕著に感じられるのである。例えば，ESD における周辺切開，粘膜下層剥離ともにファイバーコントロールによって目的とする切開ラインへナイフを運ばなければならない。この作業はトルクとアングルの協調運動で行うが，トルクをかけた際には設定していた切開ラインからナイフがずれることが多く，そのずれを左右アングルで調整することができれば効率的である。この調整は考えることなく，手が動く必要があるのだが，CF ではスロームテクニックにより忙しく，屈曲部をクリアしなければならない。この際，左右アングルを意識して用いていると，自然に手が動くようになり，結果として ESD のためのファイバーコントロールも上達しているというわけである。

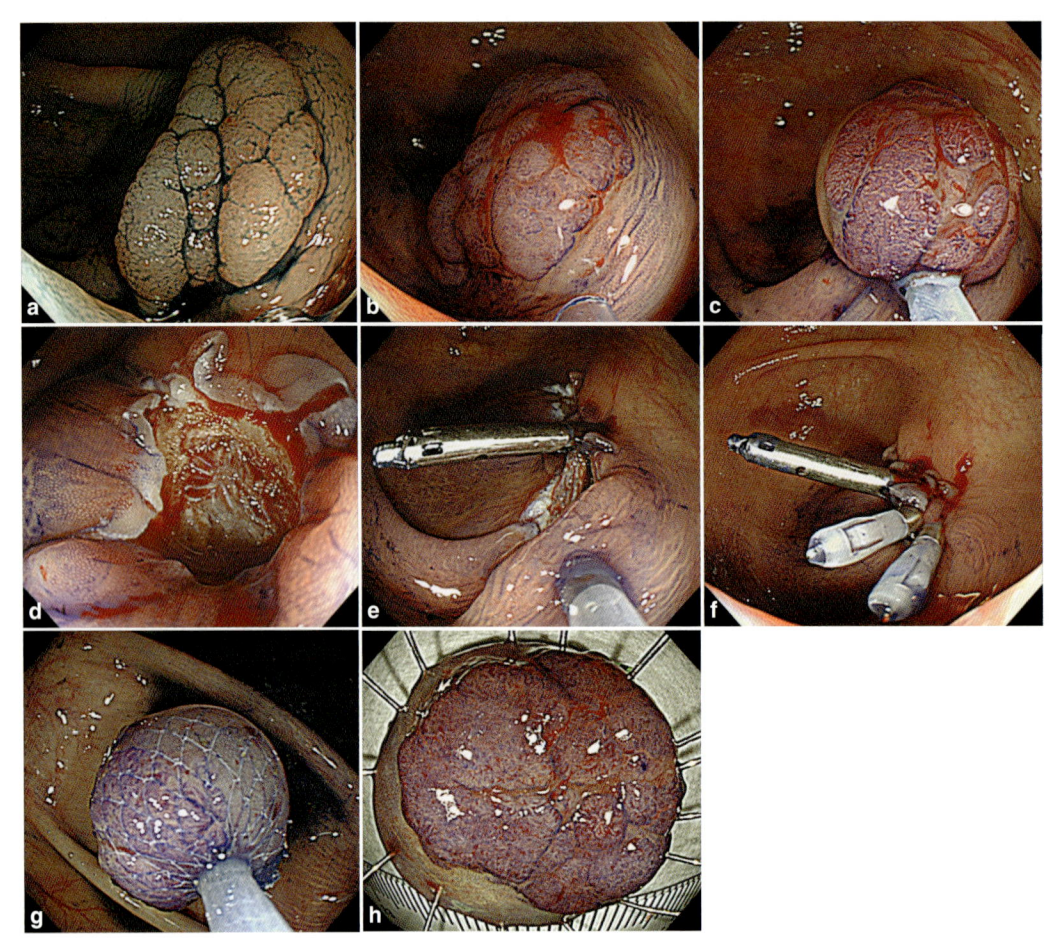

図5 EMRの流れ

a：インジゴカルミン色素撒布にて病変の範囲を確認する。
b：局注は全体が肛門側を向くように，なるべく病変口側に多く注入するようにする。直接口側辺縁に刺したり，肛門側からでも針を平行に穿刺することにより病変口側への局注が可能となる。ただこの症例のように盲腸の病変は口側に局注液が入りすぎると，周囲の盲腸壁が障害となり，スネアが病変口側を捉えづらくなるので注意が必要である。
c：スネアリングは，しっかり絞った後に1mm程度緩め再絞扼する。最初の絞扼が弱いと，再絞扼のときスネアが病変側へ滑ってしまうので気をつける。
d：凝固波にて通電を確認し，切開波にて切除する。通電時間を短くするためにしっかり絞扼しておくことが肝要である。筋層の巻き込みを恐れて絞扼が弱いと，逆に通電時間が長くなり，筋層への熱変性や病変断端のマージンがとりづらくなるので注意する。
e, f：潰瘍面が広いときにはresolution™ clip（ボストン・サイエンティフィック）を最初に使用し，その後EZ clip（オリンパス）などで縫縮する。
g：アタッチメント使用時は吸引により回収が可能であるが，そうでない場合は肛門から出すときに検体が裂けないように回収ネットを使用する。
h：深達度を正確に評価するためには，粘膜筋板を筋層と平行になるように伸ばす必要がある。切除検体はたわみがないように水平にゴム板に張る。

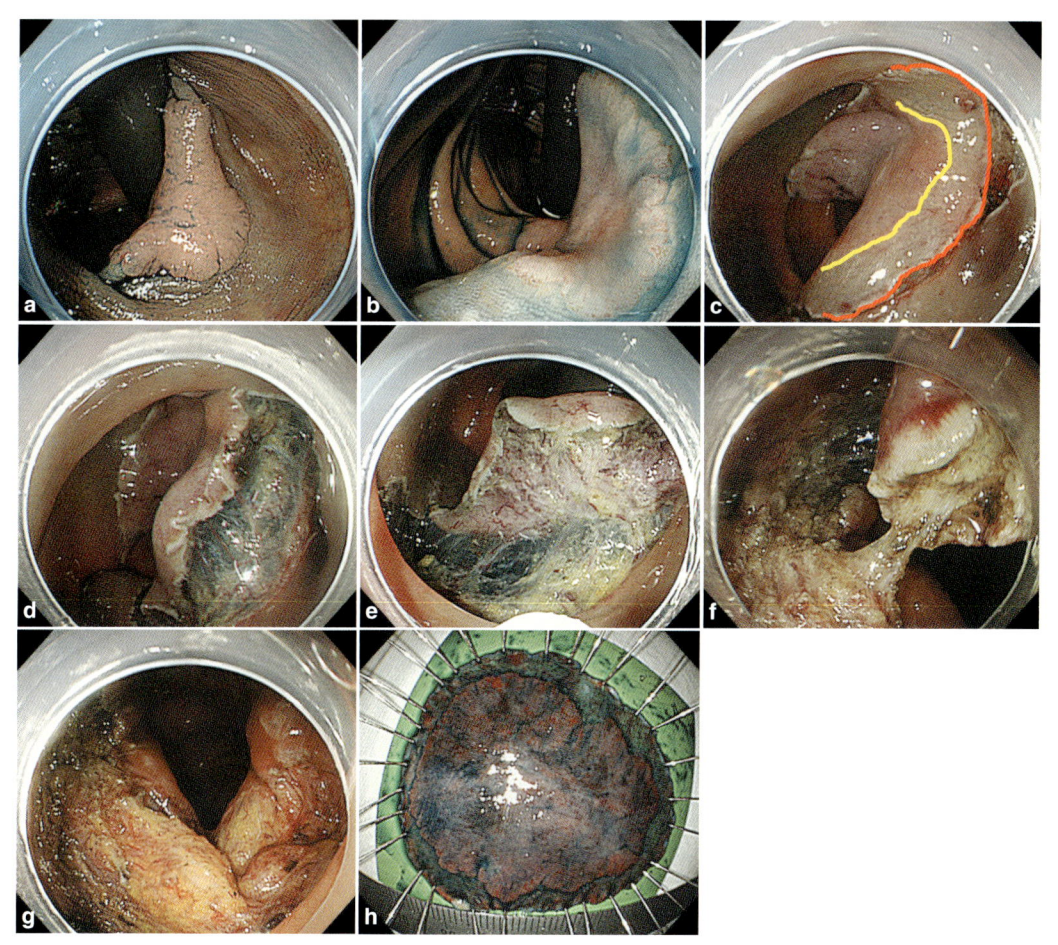

図6　ESD の流れ
a：インジゴカルミン色素撒布にて病変の範囲を確認する。
b：大腸は粘膜が薄く局注すると針穴が裂けてくるので病変から5mm 程度離して局注する。局注液はグリセオール®（中外製薬）もしくはムコアップ®（ジョンソン・エンド・ジョンソン）を使用し，ESD 導入初期は粘膜下層の視認性を良くするためインジゴカルミンを混ぜる。
c：最初は半周程度切開し，そのまま粘膜の直下をなぞるように粘膜下層を剝離していく。そのとき切開ラインの粘膜面が熱変性をするので（黄色線），水平断端を陰性にするため病変から5mm 程度離して切開をする（赤色線）。
d：剝離しやすいように適宜局注を行う。観察とは違いなるべく病変が視野に対して水平になるように視野を作る。これは ESD ナイフを筋層に対し，できるだけ平行に動かせるようにするためである。
e：ある程度剝離が進んだら，体位変換により病変が重力側に倒れこむようにし，剝離しやすい視野を作る。粘膜下層剝離が8割程度進行したところで，全周切開を置く。大腸は局注液が逃げやすいため，先に全周切開を置くと，その後の剝離が困難になる場合があるからである。
f：剝離が進むと病変の可動性が増すため，アタッチメントに病変を乗せるようなイメージで視野を固定する。
g：ESD 後の潰瘍面。この症例は粘膜下層に脂肪成分の多い症例であった。
h：深達度を正確に評価するためには，粘膜筋板を筋層と平行になるよう伸ばす必要がある。

4 SM癌における内視鏡的切除後の追加腸切除の適応

　浸潤癌である大腸SM癌に対する治療の原則はリンパ節廓清を伴う腸切除である。SM癌を内視鏡的に切除した場合、リンパ節転移のリスクを考慮して追加腸切除の適応を判断しなければならない。当院において2001年4月から2011年9月までに外科的切除を施行されたSM癌478例(進行癌合併例を除く)のうち50例(10.5%)に同時性リンパ節転移を認めた。このリンパ節転移率は、どこの施設でも概ね10%前後である。MP癌のリンパ節転移率が30%台であることを考えると、90%がover surgeryされていると単純に解釈することはできないが、リンパ節転移のない多数のSM癌が手術されていることも事実である。現在のところ、術前にリンパ節転移を確実に診断することはできないため、いかに適切に切除標本からリンパ節転移の有無を予測できるかが重要な課題である。SM癌に対するリンパ節廓清を伴う追加腸切除の適応基準の問題点と今後の展望について以下に概説する。

A. SM浸潤距離の計測の問題点

　現行の大腸癌治療ガイドライン(2010年版)では、内視鏡治療後の追加外科治療の適応基準は、**表3**のように定められている。当院において外科的切除されたSM癌478例の検討では、脈管侵襲、先進部の組織型muc/por、簇出Grade 2, 3、低分化胞巣はリンパ節転移の有意なリスク因子であった(**表4**)。一方で、浸潤距離1,000μm未満の4症例にもリンパ節転移を認め、SM浸潤距離1,000μmはリンパ節転移の有意なリスク因子とはならなかった(**表5**)。

> ◆ **COLUMN** ◆
>
> **「1 mmの操作」を大切に──ある研修生の回想から──**
>
> 　「どうしたら、きれいなEMRやESDができるようになるのか」とある上級医の先生に尋ねたことがある。「挿入の際も、観察の際も1 mmの操作にこだわりなさい。そうすれば治療なんて自ずとできるようになる。先生はまだ1 cm程度かな。」その日から、1 mmの操作にこだわった挿入と観察の日々が始まった。挿入率は落ちた。観察時間も長くなったが、その言葉を信じて、1 mmの操作にこだわり続けた。それから1年ほど経ったある日、先ほどの上級医の先生から、「だいぶ1 mmの操作ができるようになったみたいだから、このポリープを治療してください」と言われた。7 mmのポリープだったが、独りで施行させてもらったときの感動は今でも忘れない。今では大腸のESDを施行するところまでstep upしたが、あの「1 mmの操作」が、今の私の支えとなっている。

表3 内視鏡的摘除後の追加治療の適応基準

・垂直断端陽性の場合は外科的切除が望ましい。
・摘除標本の組織学的検索で以下の一因子でも認めれば，追加治療としてリンパ節郭清を伴う腸切除を考慮する。
(1) SM浸潤度 1,000μm 以上
(2) 脈管侵襲陽性
(3) 低分化腺癌，印環細胞癌，粘液癌
(4) 浸潤先進部の簇出(budding) Grade 2/3

大腸癌研究会(編)：大腸癌治療ガイドライン医師用 2010年版. 金原出版, 2010 より

表4 病理学的因子とリンパ節転移の関係

	リンパ節転移		
	陽性	陰性	p value
簇出 Grade 2, 3/1	25/25	104/318	<0.01
脈管侵襲 +/− 46/4	220/208		<0.01
先進部 muc, por +/−	15/35	66/353	<0.05
低分化胞巣 +/−	6/42	19/394	<0.05
DR +/− 19/25	133/246		0.72

表5 SM浸潤距離とリンパ節転移の関係

	リンパ節転移		
	n1	n2	n3
<1,000μm (n=50)	3	1	0
≧1,000μm (n=417)	40	5	1
リンパ節転移率	<1,000μm：8.0% ≧1,000μm：11.0%	N.S.	

　SM浸潤度を垂直方向の浸潤距離に集約する発想は，癌が垂直方向へ深く浸潤すればリンパ節転移率が増加するという考え方に依存していると思われる。しかし，実際の検討では，SM浸潤距離 1,000μm 未満とそれ以上では脈管侵襲と簇出の出現率には有意差を認めるものの，浸潤距離が深くなってもリンパ節転移率が増加する傾向は認めなかった。つまり，垂直方向の浸潤距離を，病理学的因子と同じような癌の生物学的悪性度の指標とすることには無理があると考えられる。

　また，SM浸潤距離については，測定の基準線に関する問題点も指摘されている。ガイドラインのサイドメモには，SM浸潤距離の実測法として，粘膜筋板の走行が同定または推定可能な症例は粘膜筋板の下縁から測定し，走行が同定・推定できない即ち粘膜筋板に「変形」がある場合は，病変表層から測定するとされている。また「変形した粘膜筋板を起点とすると，SM浸潤距離を過小評価する可能性があり，粘膜筋板周囲に desmoplastic reaction を伴うものは変形ありと判定する」と補足されている。しかし一方では，「変形の判定は必ずしも容易ではない」とも記載されている。当院において粘膜筋板が推定できないとされSM浸潤距離を病変表層から計測された310病変は，全例で浸潤距離が 1,000μm 以上であった。これらの病変はガイドラインに従えば，全例が「追加腸切除を考慮する」ことになってしまう。すなわち粘膜筋板に「変

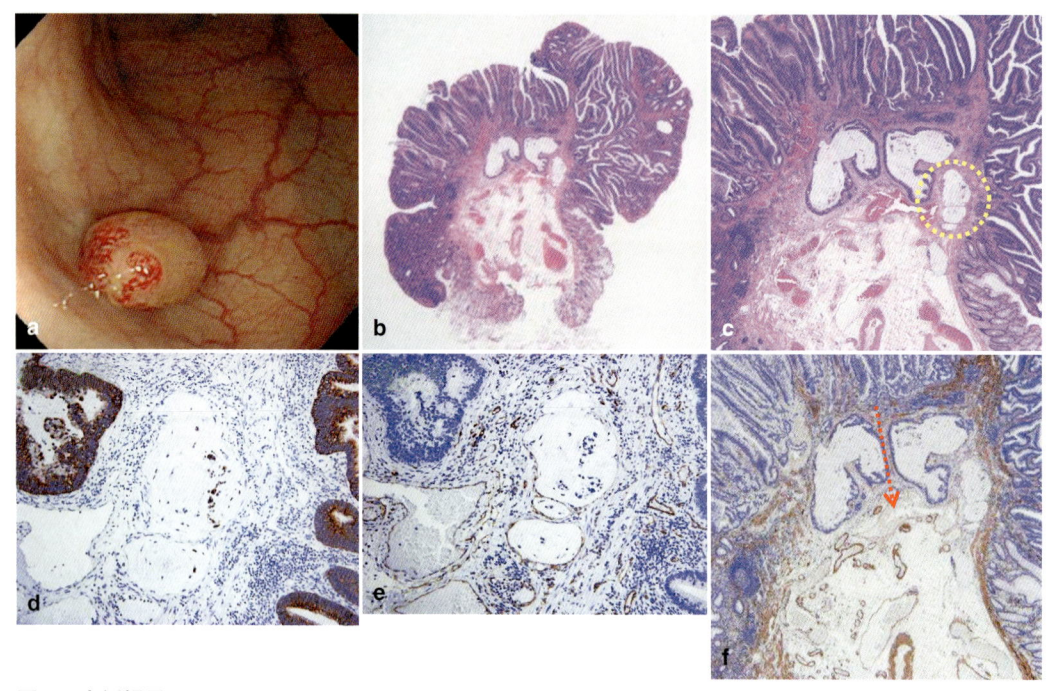

図7 症例提示
a：病変の内視鏡像。S状結腸に一部に強い発赤を伴う隆起性病変を認める。
b：切除検体の病理組織像。
c：bの浸潤部の拡大像。異型細胞は粘膜筋板を越え，SM層に浸潤している。
d：cの点円部の免疫染色像(keratin)。腫瘍細胞が確認できる。
e：cの点円部の免疫染色像(CD34)。リンパ管壁が確認できる。
f：cの免疫染色(SMA)像。点線は今回計測した浸潤距離を示す。

形」があるかないかの判断は，計測距離に直結し，その後の治療方針に大きな影響を及ぼす。しかしながら，切除標本における粘膜筋板の「変形」の有無を判断して浸潤距離をどこから測定するのか判断することは，症例によっては非常に困難な場合もあり，病理医の間でも意見が一致しないこともしばしばある。

ここで一例症例を提示する。他院にてS状結腸の径7 mmの隆起性病変に対してEMRを施行され，追加腸切除の適応判断につき当院に受診となった。**図7a**は切除された病変の内視鏡像で，一部に強い発赤を伴う隆起性病変を認める。切除検体の病理像を**図7b**に，その拡大像を**図7c**に示す。辺縁部ではadenomaが確認されるが，中心部では異型が高度となり粘膜筋板を越えてSM層に浸潤している。免疫染色の結果，**図7c**の点円の部分でリンパ管内に粘液とともにごく少数のcarcinoma cellを認めた(**図7d, e**)。リンパ管侵襲陽性と診断され，追加腸切除が施行された。局所遺残は認められなかったが，リンパ節転移を認めた。最終病理診断はWell differentiated adenocarcinoma

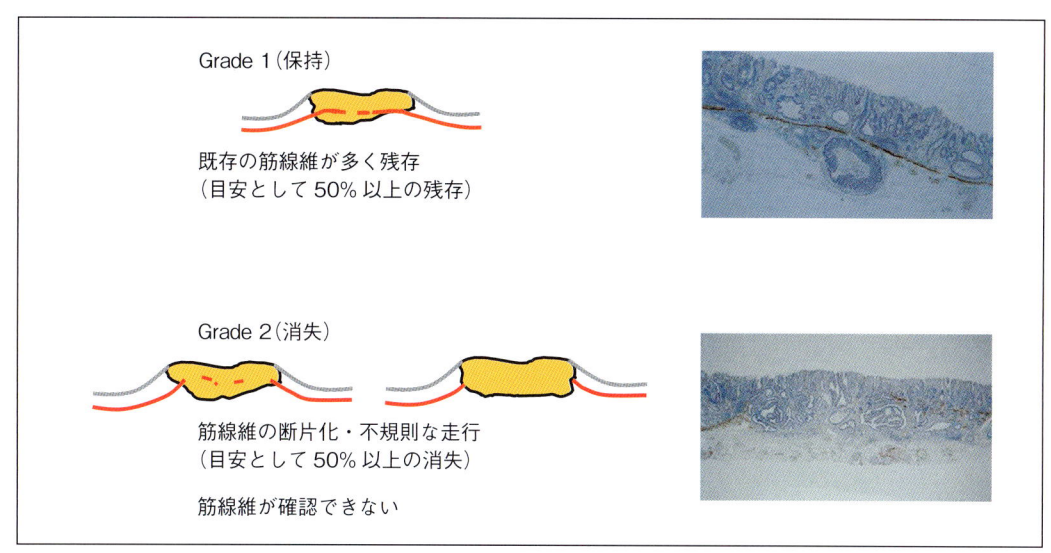

図8 MM grade（粘膜筋板の状態）
Desmin染色により，粘膜筋板の状態をGrade 1と2に分けて評価したところ，Grade 1の症例にはリンパ節転移を認めず，Grade 2はリンパ節転移のリスク因子と考えられた．

with adenoma, sm1c, ly1, v0, n1（1/4）であった．SM浸潤度については，sm浸潤度分類（図1）に従えばsm1cである．SM浸潤距離については粘膜筋板を想定して800μmと計測された（図7f）が，現行のガイドラインに従えば，議論が分かれるところかもしれない．

B. 粘膜筋板の状態の評価

　いずれにしても，浸潤距離の測定については基準線の問題があり，さらに垂直方向の浸潤距離はリンパ節転移のリスクを反映しなかった．これは，表層に近いSM層に多くの脈管が存在することからも理解できる．むしろ浅いSM層における水平方向の浸潤の評価のほうが重要であり，これがsm浸潤度分類が重視される理由でもある．同様の視点から，当院では浸潤部の水平方向の広がりを反映する粘膜筋板の状態（図8）に注目しており[5]，粘膜筋板の消失もリンパ節転移のリスク因子であると考えている．癌の浸潤に伴って筋板が破壊されることを考えれば，これも癌の悪性度を反映する因子であり，同時に宿主の癌に対する防御が消失したとも考えられる．当院では粘膜筋板が保持されている症例にはリンパ節転移を認めなかったことから，筋板が保持されている状態はリンパ節転移のリスクが非常に低い状況であると考えられる．

　今後の展望として，内視鏡的に切除されたSM癌は，深達度とともに脈管侵襲と簇出・組織型に加え，粘膜筋板の状態も評価することで，リンパ節転移

のリスクの層別化を行い，追加腸切除の適応を考慮していくことになるであろう。さらには，遠隔転移・再発を来たすSM癌の特徴や，追加手術を施行されず経過観察された症例の実態解明も急務であると考える。

VIII 大腸内視鏡治療後のサーベイランス

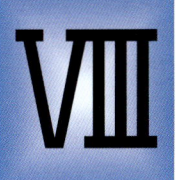

　大腸内視鏡治療後のサーベイランスの目的は，①初回治療病変の遺残や再発の確認，②見落とし多発病変の拾い上げ，③新病変の発見，④未治療病変の経過観察，などが挙げられる．わが国では，大腸腺腫治療後に毎年1回のfollow up TCS(total colonoscopy)を継続することが広く行われているが，明確な根拠は示されていないのが現状である．

　「大腸癌治療ガイドライン2010年版」[1]によると，大腸癌治療後のサーベイランスとして以下のように述べられている．

- 完全一括切除のできたM癌の場合は，見落とし多発病変の拾い上げのため1年後に内視鏡検査を再検する．
- 不完全切除(分割切除を含む)となった場合は，局所遺残病変チェックのため3～6か月後に内視鏡検査を再検する．
- 異時性多発病変に関しては，その後も定期的に観察を行う．

　現在，当院においては，これまで報告されてきた大腸腺腫性ポリープの大きさ別の担癌率の検討から，表面陥凹型以外の5 mm以下の病変については経過観察としており，初回検査時に腫瘍性病変を認めなかった場合や表面陥凹型以外の5 mm以下のポリープを認めた場合は，新たな病変および見落とし病変の拾い上げを兼ねて1年後にTCSを行っている．腫瘍性病変が6 mm以上で内視鏡診断が腺腫～粘膜下層微小浸潤癌の病変に対して内視鏡治療の適応としており，そのうち一括切除で切除断端が陰性の場合は，6か月～1年後にTCSを施行している．切除断端が陽性の症例や分割切除となった場合は3か月後にfollow upのTCSを施行している．遺残，再発を認めた場合は追加の内視鏡治療を行い，さらに3か月後にTCSを施行する．また，腫瘍性病変を認めたが，何らかの理由で経過観察とした場合も再度TCSを6か月後に行っている．ただし，大きなLSTなどで遺残が疑われる場合や，早期癌で遺残や局所再発が疑われる場合は症例によって検査時期を早めて行っている．

　大腸内視鏡検査におけるサーベイランスは，腫瘍性病変の自然史を参考にして立てられるのがよいと思われるが，その実態は未だ明らかではなく，サーベ

イランスの至適間隔は各施設間で定まっていないのが現状である。今後 JPS の結果を踏まえ，計画的かつ長期的に，より合理的なサーベイランスを構築していくことが必要であると考えられる。

◆ **COLUMN** ◆

ゴルフと大腸内視鏡挿入の共通点

　ゴルフと大腸内視鏡には共通点が多い。共に心理的要素が強く，positive thinking が重要である。状況に応じてクラブを選択することもスコープの選択に通じるものがある。攻めてこないコースと向かってこない消化管。フェアウェイをキープするように，常に場を作りながらスコープを挿入していく。

　何よりも共通しているのはゴルフも大腸内視鏡挿入も一朝一夕には上達しないからこそ，不断の努力が必要な点である。自己流でいくら努力しても決して上手くなるものでもない。必ず上手くなるという鉄則は存在しないが，「基本技術」は確かに存在する。軸保持短縮法は，脈々と受け継がれ育まれてきた art の現在形である。

1 National Polyp Study (NPS)

　欧米では，大腸癌の発育・進展の経路は adenoma-carcinoma sequence がメインルートであるとされており，腺腫が前癌病変であるとの前提をもとに，1980 年より National Polyp Study (NPS) が開始された。概要は図 1 の通りで，初回内視鏡検査時にすべての腺腫性ポリープを切除し clean colon として，試験を開始する前に「1 年後と 3 年後に TCS を行うグループ」と「3 年後に TCS を行うグループ」に分け比較検討した。1993 年に結果が報告されたが，大腸腺腫性ポリープをすべて切除することにより 76～90％に大腸癌抑制効果が得られるとの結論に至っており，大腸腺腫・大腸癌切除後の内視鏡検査は 3 年後でよいと結論づけられている[2]。しかし，わが国においては腺腫成分を伴

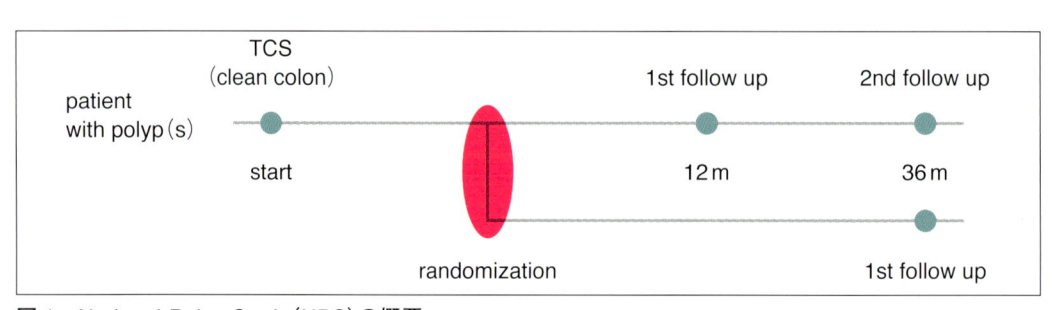

図 1　National Polyp Study (NPS) の概要

わない陥凹型腫瘍，いわゆる *de novo* 癌が多く報告されており[3]，adenoma-carcinoma sequence 説と別ルートによる発癌経路(*de novo* pathway)が存在することが推測されてきた。これらの腫瘍群は大腸腫瘍全体における割合は低いものの，大腸癌のサーベイランスを構築するのに不可欠な要素であり，日本独自のサーベイランスが切望されてきた。

2 Japan Polyp Study(JPS)

　これらの経緯により，2000年に Japan Polyp Study(JPS) Workgroup が設立され，2003年2月から国内多施設ランダム化無作為比較試験が開始されている。初回内視鏡検査時にすべての腺腫性ポリープを切除して clean colon とし(1次検査)，1年後に新たなポリープができていないか確認するための TCS を行い(2次検査)，新たなポリープの発生がなく，その他の問題がない場合に試験を開始する。試験を開始する際に，「1年後と3年後に2回 TCS を行うグループ」と「3年後に1回 TCS を行うグループ」の2つのグループに分け，両グループにおける10 mm 以上の上皮性腫瘍，癌腫の発生率を比較・検討することを目標としている(図2)。NPS と大きく異なる点は JPS では研究対象に patient without polyps が含まれているということと，clean colon 化を2回と

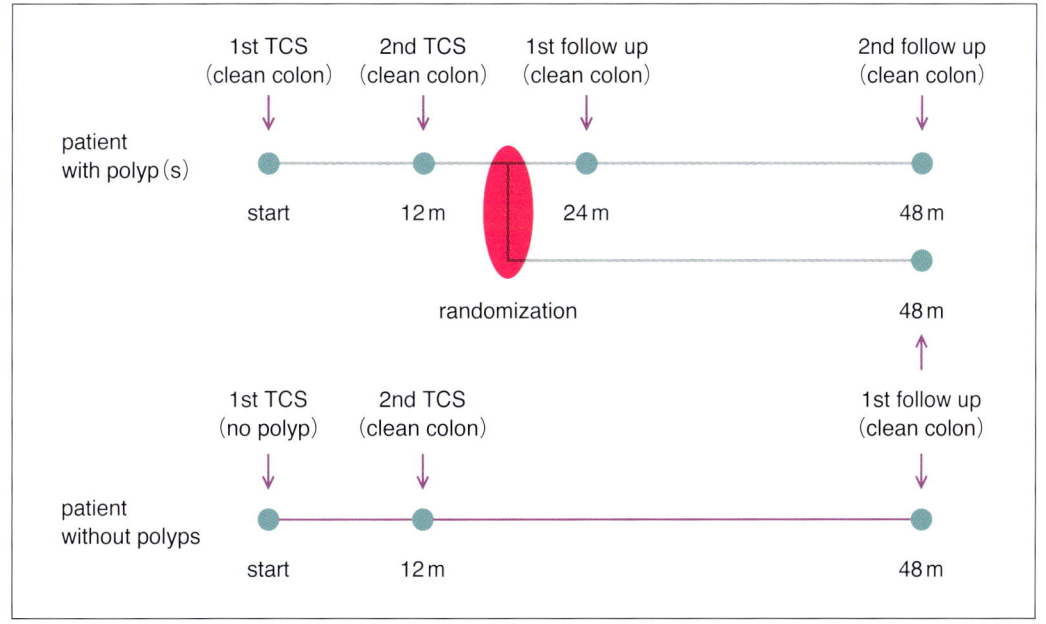

図2　Japan Polyp Study(JPS)の概要　　　　　　　　　　　　　　　　　　m：month
〔文献4)より引用改変〕

徹底している点である。2009年の松田らの報告によると[4]，初回検査時に6mm以上の腺腫もしくは上皮内癌が発見された群では，3年後のfollow up時に10mm以上の腺腫・上皮内癌が発見された率は13.4%，12.6%と高値を呈していた。今後公開予定であるJPSの結果は，わが国における大腸腺腫・大腸癌切除後のサーベイランス標準化に反映されるであろう。

3 角館 study

　大腸癌は早期に適切な治療を行えば，比較的良好な予後が得られる癌であるため，検診での発見の意義は非常に高いと考えられる。現在わが国で行われている大腸癌検診は，死亡率減少効果のエビデンスが示されている[5]便潜血検査免疫法（FOBT；fecal occult blood test）である。

　TCSは，大腸癌において感度・特異度ともに最も高い検査であることから検診においてもさらなる死亡率減少効果が期待されるが，そのエビデンスはまだない。われわれは厚生労働省による第3次対がん総合戦略研究事業として2009年より，「大腸内視鏡検査による大腸がん検診の有効性評価（工藤班）」と称する，大腸内視鏡検査と便潜血検査とのランダム化比較試験（UMIN登録ID：1980）が進行している。初年度は仙北市を対象に開始されたが，2011年度より大仙市中仙・太田地区に対象地域を拡大し，2011年11月24日現在，介入群1,855名，非介入群1,857名の総数3,712名がリクルートされた。検診TCSによる偶発症は認めておらず，盲腸到達率は99.6%である。盲腸到達率は過去の海外の報告と比較すると，驚異的な数値である。

［方法］

　40〜74歳の男女を対象とし，逐年FOBT群（非介入群）と，逐年便潜血検査に1回の検診TCSを併用する介入群で，10年間の大腸がん死亡率をプライマリ・エンドポイントとして比較する無作為化比較試験（RCT；randomised controlled trial）である（図3）。セカンダリ・エンドポイントとして累積進行がん罹患率，累積浸潤がん罹患率，大腸がんに対する精度（感度・特異度），TCSによる重大な偶発症を設定しており，付随研究として生活習慣調査表を用いた疫学的調査も行っている。

　本試験は，仙北市立角館総合病院が中心となり内視鏡検査を実施してい

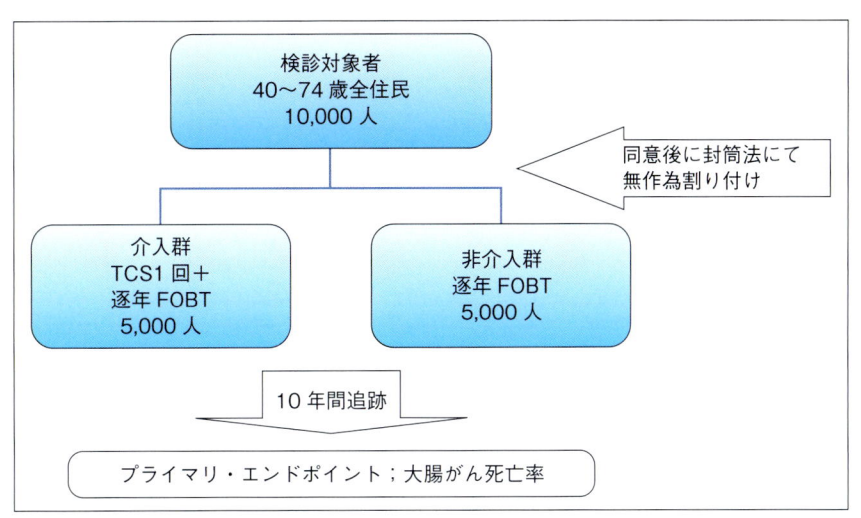

図3　検診の概要

とから角館 study と呼んでいる。Sigmoidoscopy には死亡率減少効果が示唆されているが[6]，本試験はわが国で初めての大腸内視鏡検査による死亡率減少効果を指標とした phase Ⅲ の検診 RCT であり，現行の標準的検診法である FOBT と比較していることからその意義は極めて大きい。また，陥凹型大腸腫瘍に対する経験・実績の豊富なわが国で行うことから検診における陥凹型腫瘍の割合や FOBT 陰性腫瘍に関して信頼性の高いデータが多く得られることが期待される。

　本試験は世界の大腸癌検診に大きなインパクトを与えることになるであろう。内視鏡による対策型検診はいずれスタンダードになると思われる。それが実現されれば，大腸癌で死亡する人は大幅に減少すると予想される。確かな技術をもった多くの内視鏡医のさらなる育成が必要である。

文献

I 大腸内視鏡検査の心構え

1) 丹羽寛文：消化管内視鏡の歴史 改訂増補第2版．日本メディカルセンター，2010
2) 五十嵐正広，津田純郎，小林広幸：大腸内視鏡ガイドライン．日本消化器内視鏡学会(監)，日本消化器内視鏡学会卒後教育委員会(編)：消化器内視鏡ガイドライン 第3版．pp94-95，医学書院，2006
3) 松田浩二，田尻久雄：説明用紙・説明同意書．光島徹，田辺聡(監)，松本雄三，木下千万子(編)：消化器内視鏡スタッフマニュアル．pp73-74，医学書院，2008
4) 岡本平次：プラクティカルコロノスコピー 第2版．pp251-252，医学書院，2001

II 大腸内視鏡検査における前処置と前投薬

1) 岡本平次：プラクティカルコロノスコピー 第2版．pp7-13，医学書院，2001
2) 樫田博史，工藤進英，大塚和朗，他：大腸内視鏡の教育システム―挿入法の教育．早期大腸癌 9：461-464，2005
3) 五十嵐正広，津田純郎，小林広幸：大腸内視鏡ガイドライン．日本消化器内視鏡学会(監)，日本消化器内視鏡学会卒後教育委員会(編)：消化器内視鏡ガイドライン 第3版．p97，医学書院，2006
4) 田尻久雄，荒川廣志：Sedation と術中モニタリング．消化器内視鏡 16：324-327，2004
5) 斉藤彰一，荒川廣志，仲吉 隆，他：安全な検査の為の前処置，前投薬，sedation―大腸内視鏡検査時における sedation の推奨．早期大腸癌 9：423-427，2005
6) 藤沼澄夫，清家正弘，太田昭彦，他：大腸内視鏡における前投薬の使い方と被験者の管理．消化器内視鏡 15：1587-1591，2003
7) Dubois A, Balatoni E, Peeters JP, et al: Use of propofol for sedation during gastrointestinal endoscopies. Anaesthesia 43(Suppl): 75-80, 1988
8) Patterson KW, Casey PB, Murray JP, et al: Propofol sedation for outpatient upper gastrointestinal endoscopy: comparison with midazolam. Br J Anaesth 67: 108-111, 1991
9) Singh H, Poluha W, Cheung M, et al: Propofol for sedation during colonoscopy. Cochrane Database Syst Rev CD006268, 2008
10) Faigel DO, Baron TH, Goldstein JL, et al: Guidelines for the use of deep sedation and anesthesia for GI endoscopy. Gastrointest Endosc 56: 613-617, 2002
11) Pambianco DJ, Whitten CJ, Moerman A, et al: An assessment of computer-assisted personalized sedation: a sedation delivery system to administer propofol for gastrointestinal endoscopy. Gastrointest Endosc 68: 542-547, 2008
12) Pambianco DJ, Vargo JJ, Pruitt RE, et al: Computer-assisted personalized sedation for upper endoscopy and colonoscopy: a comparative, multicenter randomized study. Gastrointest Endosc 73: 765-772, 2011

III 感染症対策

1) 古谷直子：感染対策の基本．光島徹，田辺聡(監)，松本雄三，木下千万子(編)：消化器内視鏡スタッフマニュアル．pp46-55，医学書院，2008
2) 古谷直子：感染対策の基本．光島徹，田辺聡(監)，松本雄三，木下千万子(編)：消化器内視鏡スタッフ

マニュアル．pp53-55，医学書院，2008
3) 藤田賢一：内視鏡洗浄・消毒ガイドライン．光島徹，田辺聡（監），松本雄三，木下千万子（編）：消化器内視鏡スタッフマニュアル．pp56-61，医学書院，2008
4) 高橋玲子：内視鏡検査・治療に伴う偶発症説．光島徹，田辺聡（監），松本雄三，木下千万子（編）：消化器内視鏡スタッフマニュアル．pp62-63，医学書院，2008
5) 日本消化器内視鏡学会消毒委員会：消化器内視鏡機器洗浄・消毒法ガイドライン．Gastroenterol Endosc 40：2022-2034, 1998
6) 日本消化器内視鏡技師会安全管理委員会：内視鏡の洗浄・消毒に対するガイドライン第2版．
7) 消化器内視鏡の洗浄・消毒マルチソサエティガイドライン作成委員会：消化器内視鏡の洗浄・消毒マルチソサエティガイドライン．2008

IV 大腸内視鏡挿入の基本的事項

1) 大腸癌研究会（編）：大腸癌取扱い規約 第7版補訂版．p8，金原出版，2009

V 大腸内視鏡挿入の実際

1) 新谷弘実：コロノスコピー．医学書院，1989
2) 芳野純治，五十嵐良典，大原弘隆，他：消化器内視鏡関連の偶発症に関する第5回全国調査報告—2003年より2007年までの5年間—．Gastroenterol Endosc 52(1)：95-103, 2010
3) 小越和栄，金子榮藏，多田正大，他：内視鏡治療時の抗凝固薬，抗血小板薬使用に関する指針．Gastroenterol Endosc 47：2691-2695, 2005
4) 山本博徳，砂田圭二郎，矢野智則：ダブルバルーン小腸内視鏡アトラス．pp2-6，医学書院，2009
5) Van Gossum A, Munoz-Navas M, Fernandez-Urien I, et al: Capsule endoscopy versus colonoscopy for the detection of polyp and cancer. N Engl J Med 361：264-270, 2009
6) Eliakim R, Yassin K, Niv Y, et al: Prospective multicenter performance evaluation of the second-generation colon capsule compared with colonoscopy. Endoscopy 42：427-428, 2010
7) 藤森俊二，坂本長逸：大腸カプセル内視鏡．胃と腸 45：767-770, 2010

VI 大腸内視鏡による観察

1) 小林望，藤井隆広，角川康夫，他：大腸の検査法．早期大腸癌 7：191-194, 2003
2) Kudo S, Miyachi H, Endo S：Magnifying Chromocolonoscopy and Tattooing. Classen M, Tytgat G, Lightdale CJ：Gastroenterological Endoscopy. 2nd ed；pp197-202. Georg Thieme Verlag, 2010
3) 工藤進英：Early Colorectal Cancer—Detection of Depressed Types of Colorectal Carcinoma. 医学書院，1996
4) Tamura S, Onishi S：Laterally Spreading Colon Cancer. N Engl J Med 351(26)：e24, 2004
5) 今井靖，工藤進英，鶴田修，他：座談会—V型 pit pattern 診断の臨床的意義と問題点．早期大腸癌 5：595-613, 2001
6) 工藤進英，倉橋利徳，樫田博史，他：大腸腫瘍に対する拡大内視鏡観察と進達度診断—箱根シンポジウムにおけるV型亜分類の合意．胃と腸 39：747-752, 2004
7) 工藤進英，大森靖弘，樫田博史，他：大腸の新しい pit pattern 分類—箱根合意に基づいた VI, VN 型 pit pattern. 早期大腸癌 9：135-140, 2005
8) 唐原健，鶴田修，河野弘志：拡大内視鏡による癌の深達度診断．早期大腸癌 9：151-159, 2005
9) 工藤進英（編著）：Color Atlas 大腸拡大内視鏡．日本メディカルセンター，2009
10) 工藤進英（編著）：大腸 pit pattern 診断．医学書院，2005
11) Wada Y, Kudo S, Kashida H, et al: The diagnosis of colorectal lesions with magnifying narrow-band imaging system. Gastrointest Endosc 70：522-531, 2009
12) Sano Y, Ikematsu H, Fu KI, et al: Meshed capillary vessels by use of narrow-band imaging for differential diagnosis of small colorectal polyps. Gastroint Endosc 69：278-283, 2009
13) Kanao H, Tanaka S, Oka S, et al: Narrow-band imaging magnification predices the histology and invasion depth of colorectal tumors. Gastrointest Endosc 69: 631-636, 2009

14) Ikematsu H, Matsuda T, Emura F, et al: Efficacy of capillary pattern ⅢA/ⅢB by magnifying narrow band imaging for estimating depth of invasion of early colorectal neoplasms. BMC Gastroenterol 27: 10-33, 2007
15) 斉藤彰一, 二上敏樹, 相原弘之, 他：大腸癌の質的・量的診断—NBI拡大観察：慈恵分類—血管模様分類と深達度診断の関連性. INTESTINE 13：209-213, 2009
16) Wada Y, Kashida H, Kudo S, et al: Diagnostic accuracy of pit pattern and vascular pattern analyses in colorectal lesions. Digestive Endosc 22: 192-199, 2010
17) 工藤進英, 池原伸直, 若村邦彦, 他：早期大腸癌の精密画像診断 endocytoscopy. 胃と腸 45：860-867, 2010
18) Kudo S, Takemura O, Ohtsuka K: Flat and Depressed Types of Early Colorectal Cancers: From East to West. Gastrointest Endoscopy Clin N Am 18: 581-593, 2008

Ⅶ 大腸腫瘍性病変の内視鏡治療

1) 工藤進英, 曽我 淳, 下田 聡：大腸sm癌のsm浸潤の分析と治療方針—sm浸潤度分類について. 胃と腸 19：1349-1356, 1984
2) 工藤進英（編著）：Color Atlas 大腸拡大内視鏡. 日本メディカルセンター, 2009
3) 工藤進英：大腸内視鏡治療. 医学書院, 2000
4) 矢作直久, 黒木優一郎, 三谷年史：大腸癌の内視鏡的治療. 診断と治療 97：2293-2300, 2009
5) 工藤進英, 宮地英行, 池原伸直：大腸SM癌の取り扱いと追加腸切除の適応—大腸癌治療ガイドラインの検証とリンパ節転移リスク因子の探索的解析. 消化器内科 52：135-141, 2011

Ⅷ 大腸内視鏡治療後のサーベイランス

1) 大腸癌研究会（編）：大腸癌治療ガイドライン—医師用 2010年版. 金原出版, 2010
2) Winawer SJ, Zauber AG, O'Brien MJ, et al: Randomized comparison of surveillance intervals after colonoscopic removal of newly diagnosed adenomatous polyps. The National Polyp Study Workgroup. N Engl J Med 328: 901-906, 1993
3) Kudo S, Tamura S, Hirota S, et al: The problem of de novo colorectal carcinoma. Eur J Cancer 31A(7-8): 1118-1120, 1995
4) 佐野 寧, 藤井隆広, 松田尚久：大腸良性腫瘍性病変の治療とサーベイランスの標準化. 胃と腸 42：1493-1499, 2007
5) Saito H, Soma Y, Koeda J, et al: Reduction in risk of mortality from colorectal cancer by fecal occult blood screening with immunochemical hemagglutination test. A case-control study. Int J Cancer 61: 465-469, 1995
6) Atkin WS, Edwards R, Kralj-Hans I, et al: Once-only flexible sigmoidoscopy screening in prevention of colorectal cancer: a multicentre randomised controlled trial. Lancet 375: 1624-1633, 2010

索引

3S Insertion Technique
　　　　　36, 38, 39, 42, 48
Ⅰ型 pit　107
Ⅱ型 pit　107
ⅢL型 pit　107
Ⅲs型 pit　107
Ⅳ型 pit　107
Ⅴ型 pit pattern の亜分類　109
V_I型高度不整の定義　110
V_I型 pit　108
V_N型 pit　108

A

adenoma-carcinama sequence
　　　　　　　　　105, 138
air control　42, 44, 59, 77, 101

B

Bauhin 弁　73, 74
　―の越え方　74
blue spot　27, 71
brownish area　111

C

CO_2 送気　128
conscious sedation　11
CT colonography　94, 97
CT colonoscopy　94
CT 検査　94

D

de novo 癌　105
dense pattern　112, 114
desmoplastic reaction　108
double balloon endoscopy；
　DBE　91

E・F

EC 分類　118
EMR　89, 128
　―の手技の流れ　130
　―の適応　125
endocytoscopy　116
ESD　89, 126, 128
　―の手技の流れ　131
　―の適応　125
faint pattern　111, 112

H・I

High Force Transmission　30
Houston 弁　20, 24, 25
irregular pattern　113, 114

J・K

Japan Polyp Study　139
Jiggling　46
Kudo's snare　128, 129

L

laterally slide　39, 40
laterally spreading tumor　123
LST　126
　―の亜分類　127
LST-G homogeneous type
　　　　　　　　　　　126
LST-G nodular mixed type
　　　　　　　　　　　126
LST-NG flat elevated type
　　　　　　　　　　　126
LST-NG pseudo depressed
　type　126

M・N

MM grade　135
National Polyp Study　138
NBI 拡大観察　111
network pattern　111, 112
non-traumatic catheter　104
normal pattern　111, 112

O・P

optical biopsy　119
Paper bag 法　89
paradoxical movement
　　　　　　　　49, 80, 88
Passive Beuding　31
PCF-PQ260　28, 30, 83
　―, 挿入　83
pit pattern 診断　106
　―による治療方針　108
pit pattern 分類　107
pull back　35, 40, 58, 62, 78
push　86

R

right turn shortening
　technique　62
RS　25, 27
　―の越え方　57

S

S 状結腸　62
　―, パターン A　63
　―, パターン B　63
　―, パターン C　63
　―の越え方　59
SD 屈曲部　21, 25, 27

SD 屈曲部の越え方　59
sedation　12
shortening　39, 40
single balloon endoscopy；
　SBE　91
SM 浸潤距離とリンパ節転移の
　関係　133
sm 浸潤度分類　123, 124
sparse pattern　113, 114
Straight insertion　38, 39, 78

U・V

UPD システム　53, 78
vascular pattern classification
　　　　　　　　　　112
vascular pattern 診断　111

W・X

Wavy Cap　49
X 線透視　53

あ

亜分類
　――, V 型 pit pattern の　109
　――, LST の　127
赤玉　42, 48

い・う

イレウス　87
インジゴカルミン撒布　104
インフォームド・コンセント
　　　　　　　　　　3
一人法　32, 53, 94
右側臥位　52, 64, 69

お

横行結腸　21, 26
　――の越え方　69

か

カプセル内視鏡　96
ガスコン水　104

下行結腸　25, 27
過酢酸　15
過送気　79
顆粒均一型, LST　127
拡大内視鏡観察　115
角館 study　140
肝彎曲　21, 26
　――の越え方　71
間質反応　108

き

基本姿勢　32
偽陥凹型, LST　127
吸引　43, 44
仰臥位　50, 64, 73, 74
極細径内視鏡　83
禁忌　2

く

クエン酸マグネシウム　9
グリセリン　10
グルタラール　15
偶発症　87

け

下血　90
結節混在型, LST　127
検査前偶発症　87

こ

コロンモデル　82
コントラスト法　104
呼吸抑制　87
越え方
　――, RS の　57
　――, S 状結腸の　59
　――, SD 屈曲部の　59
　――, 横行結腸の　69
　――, 肝彎曲の　71
　――, 脾彎曲の　67
光学生検　119
高伝達挿入部　28, 30
硬度可変　51, 67
心構え, 大腸内視鏡検査の　1

さ・し

左側臥位　50, 52, 69, 71
シングルバルーン内視鏡　91
ジアゼパム　11
至適距離　42, 44
歯状線　25
色素拡大観察　106
色素内視鏡観察　104
軸保持短縮法　32-35, 80
　――の維持　101
　――の起源　36
　――の補助手段　48
受動彎曲　31
受動彎曲機能　28
終末回腸　26
出血　89
処置具　128
初級者のための大腸内視鏡検査
　　　　　　　　　　76
消毒
　――, 内視鏡処置具の　16
　――, 内視鏡の　15
上級者への交代の時期　80
上行結腸　26, 27, 73
人工肛門　74
　――からの挿入　74

す

スコープ
　――の選択　29
　――のフリー感　25, 45, 46
スラロームテクニック　59, 61

せ

先端フード　48
洗浄
　――, 内視鏡処置具の　16
　――, 内視鏡の　15
染色法　104
穿孔　88, 89
前処置　7
　――, 内視鏡治療　128
前投薬　10

そ

相対的挿入　44
送気の弊害　44
挿入時偶発症　88
側方発育型腫瘍　123

た

ダブルバルーン内視鏡　91
体位変換　51, 76
　──による効果　52
大腸
　──の3DCT像　22
　──の解剖　19
　──の模式図　21
大腸SM癌に対する治療　132
大腸癌検診　140
大腸内視鏡検査
　──, 感染症対策　15
　──, 偶発症　87
　──, 初級者のための　76
　──, 中級者のための　80
　──のインフォームド・コンセント　3
　──の禁忌　2
　──の適応　2
　──の値段　17
樽型歪曲収差　102

ち

中級者のための大腸内視鏡検査　80
虫垂開口部　26, 73
超拡大内視鏡観察　116
超拡大内視鏡分類　118
直腸の解剖　20
鎮痙剤　10, 87
鎮静剤　11, 13, 87
鎮痛剤　11, 13, 87

つ・て

通常内視鏡観察　104
適応　2
　──, EMR・ESDの　125
電解酸性水　16

と

投与量, 鎮痛剤・鎮静剤の　12
トルクとアングル
　──の関係　59
　──の協調操作　78

な

ナラティブ　14
内視鏡
　──の洗浄・消毒　15
　──の挿入長　24
内視鏡観察時の盲点部　100
内視鏡機種別の特徴　28
内視鏡処置具の洗浄・消毒　16
内視鏡消毒液　15
内視鏡像の歪み　102
内視鏡治療　123
内視鏡治療, 前処置　128
内視鏡的治療処置に伴う偶発症　89

に・ね

ニフレック®　7, 87, 97
二人法　32, 94
肉眼形態分類　106
粘膜筋板の状態　135

は

バルーン内視鏡　91
場をつくる　36, 42

ひ

箱根合意　109
発育形態分類　105

ビジクリア®　8
脾彎曲　21, 25, 27
　──の越え方　67

ふ

フタラール　16
フリー感　45, 58
プロポフォール　12
腹膜翻転部　20

へ・ほ

ペチジン塩酸塩　11
ペパーミント法　11
平坦隆起型, LST　127
ポリエチレングリコール　7

ま・み・も

マグコロールP®　9
ミダゾラム　11
盲腸　26, 27, 73

ゆ・よ

癒着　84
用手圧迫　49, 77

る

ループ解除　58